一生歩ける体になる

黒田式
ケア・ウォーキング

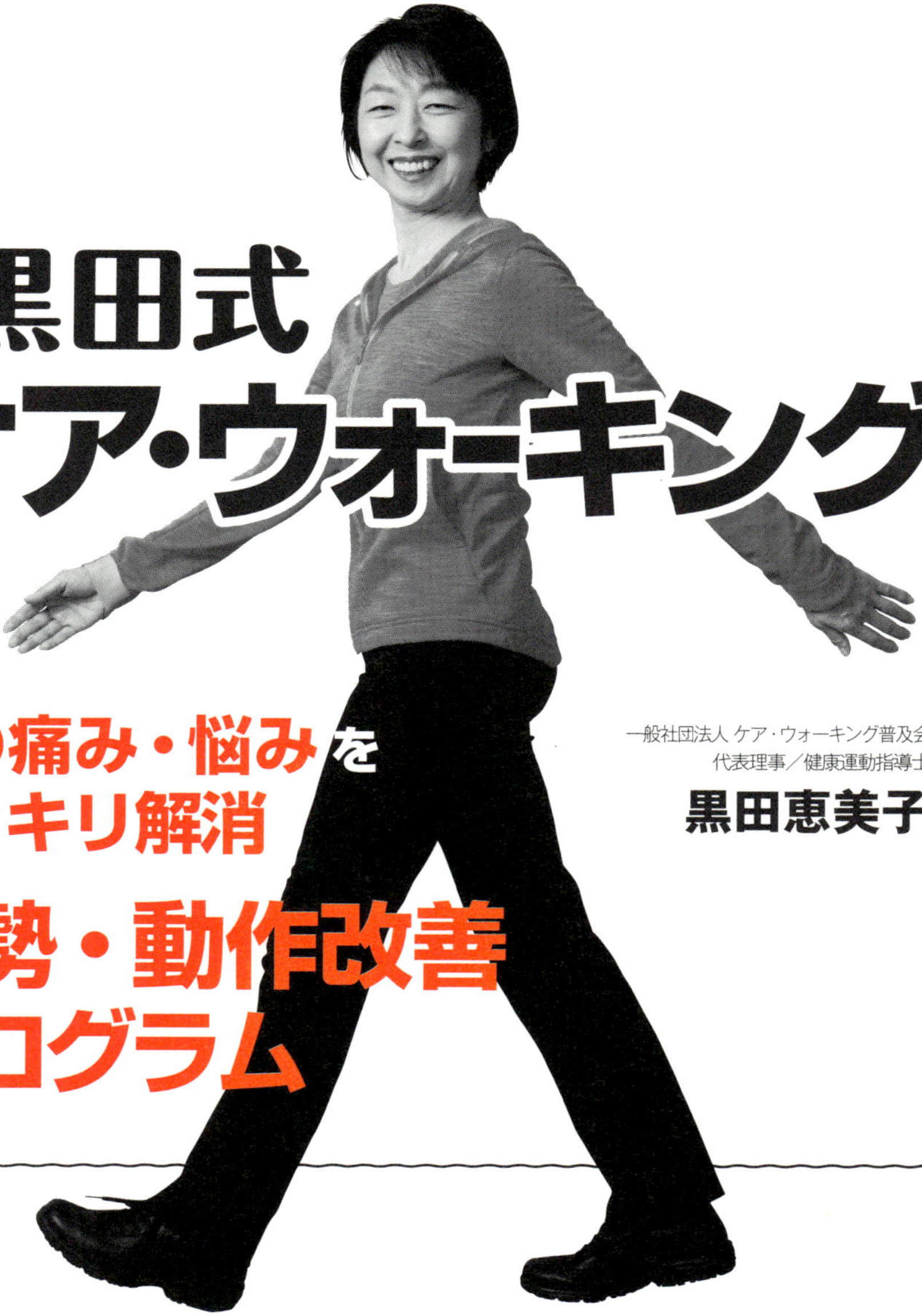

体の痛み・悩みをスッキリ解消

姿勢・動作改善プログラム

一般社団法人 ケア・ウォーキング普及会
代表理事／健康運動指導士
黒田恵美子

合同出版

この本では、
付け根からつま先までのあし全体を「**脚**」
足首から下の部分を「**足**」
としています。

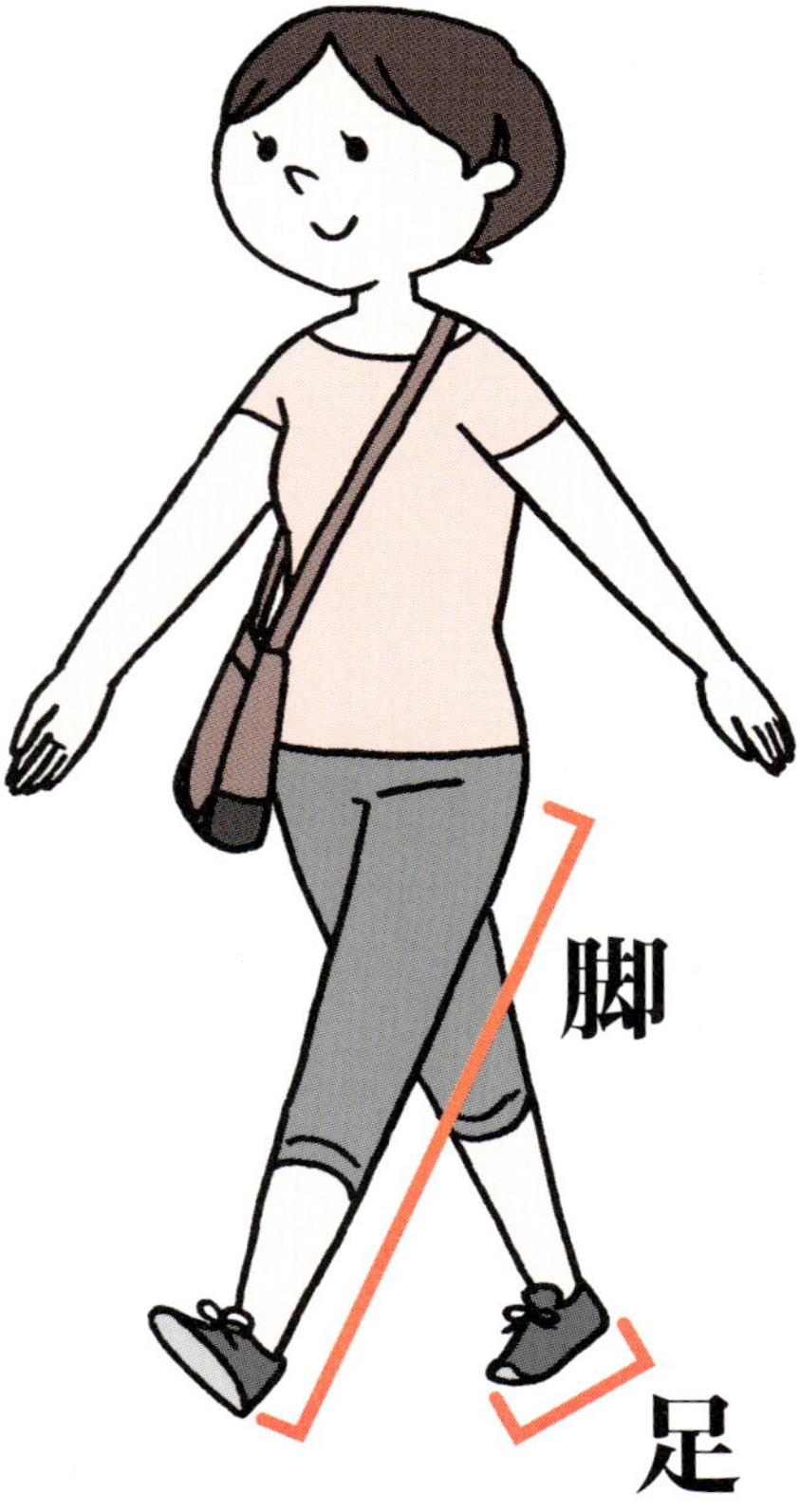

からだ チェック

- ☐ 立っていると腰が痛くなる
- ☐ しゃがむ⇔立ち上がる時にひざが痛む
- ☐ 外反《がいはん》母《ぼ》趾《し》や魚の目ができている
- ☐ 歩いているのに脂肪が減らない
- ☐ 年齢よりも老けて見られる
- ☐ 姿勢が悪いと言われる

1つでも ✓ がついたなら……

ケア・ウォーキング® で
「痛まず・健康で・美しく」
歩き方を見直していきましょう！

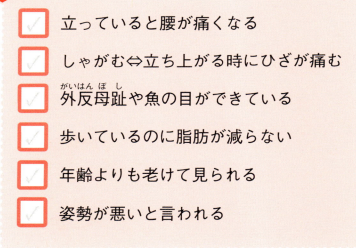

この本を読むみなさまへ

よく言われる「正しい歩き方」にはたくさんのポイントがあります。

「かかとの少し外側から着地して足裏の外側を通り、親指側が最後に離れるように蹴り出す」

例えば、このような指導を受けた人の多くは、実際には、いくら脚の運び方を意識してもそのとおりに体は動きません。

足をまっすぐに出すための体幹の筋肉が弱ければひざが曲がってしまい、無理につま先を上げればすねが疲れ、力いっぱい足指で地面をつかみ蹴り出せば、足裏が疲れて、かかとや土踏まずあたりが痛む足底筋膜炎などを起こしてしまうこともあるのです。

私は、歩くための理想的な脚の動かし方（脚運び）への近道を次のように考えています。

足指をストレッチでほぐし、脚を上げるエクササイズをして、もも周辺の筋肉を強め、立ち姿勢の意識を変え、歩く時には腕をうしろに振ること。

毎日少しずつエクササイズをして、歩く時にはできるだけ簡単な動作を意識することが、歩き方をより良くしていくのです。

痛まず、健康で、美しく――

これが私の考えるケア・ウォーキングのモットーです。

それを叶えるための歩き方や体の使い方といった動作のコツ、自宅でもできる簡単なエクササイズなどを総称して「ケア・ウォーキング®」と名付けました。一生歩いていけるように、体をケアしていくためのウォーキング、という意味を込めています。

体育大学生時代に子どもの体操指導をしていた経験を含めれば、35年以上にわたって運動指導をしてきました。そして、ケア・ウォーキングを考案して15年、この間にのべ3万人以上の方に直接お会いし、悩みを伺いその改善に取り組んできました。

完全な正しい姿勢や歩き方ができる方はなかなかいらっしゃいません。長年生きているとあちこちに体のゆがみも起こっていますし、ケガや病気などの不調も多くなります。

「正しい」を目指すのでなく「より良い」を目指し、ゆるやかに不調の少ない体で尊厳を守って人生の最後まで歩いていただきたい、これが私の切なる願いです。

一般社団法人 ケア・ウォーキング普及会 代表理事・健康運動指導士
黒田　恵美子

もくじ

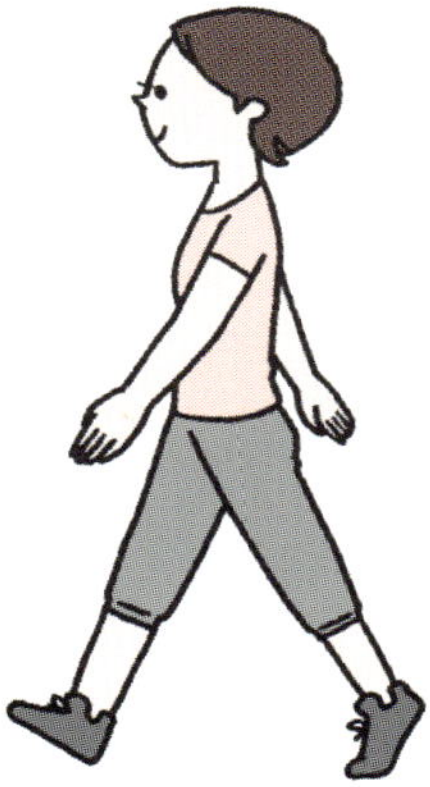

第3章 ケア・ウォーキングの歩き方

◆「ケア・ウォーキング®」は登録商標ですが、本文では®マークは明記していません。

第1章

「歩き」を見直す

痛みをなくしたい！　健康でいたい！
若々しく美しく一生を過ごしたい！
さあ「ケア・ウォーキング」を始めましょう。

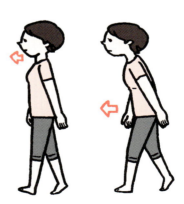

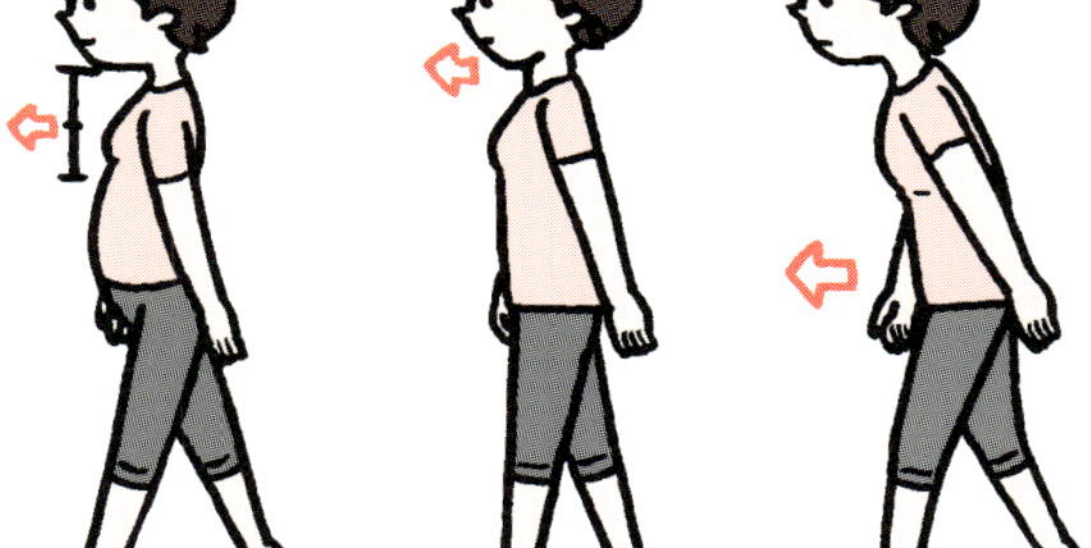

1 痛まず・健康で・美しく歩ける方法

だれもが簡単に良いフォームに変わるのがケア・ウォーキングです。

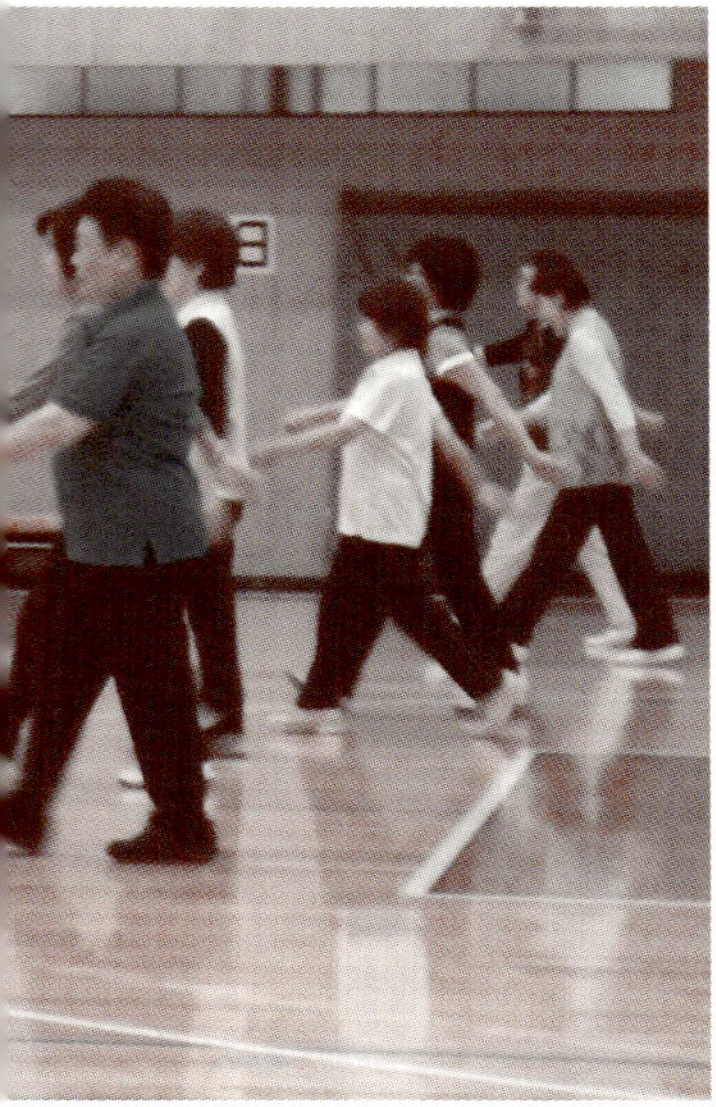

左の写真に写っている方たちの歩き方を見てください。

スッと背筋が伸びて、つま先が上がってうしろの足で蹴り出して、さっそうと歩いています。

これは、あるところで行なった平均年齢70歳代のケア・ウォーキング講座の一幕です。体育館で二手に分かれ、しばらく歩いていただいてから、「腕を体に対して平行に、うしろに、うしろに意識して振りましょう」とアドバイスした直後の写真です。

はじめは背中が丸まっていたり、すり足だったり、ひざが曲がっていたりしていた方たちが、腕振りの意識を変えただけでここまできれいな姿勢になりました。これを見ていたもう一方のグループからは「わぁ！　きれい」と拍手が起きました。

普段からこのようなフォームで歩けると、歩幅が広がって速く歩けるので、運動効果が期待でき、さまざまな病気を予防することができるのです。

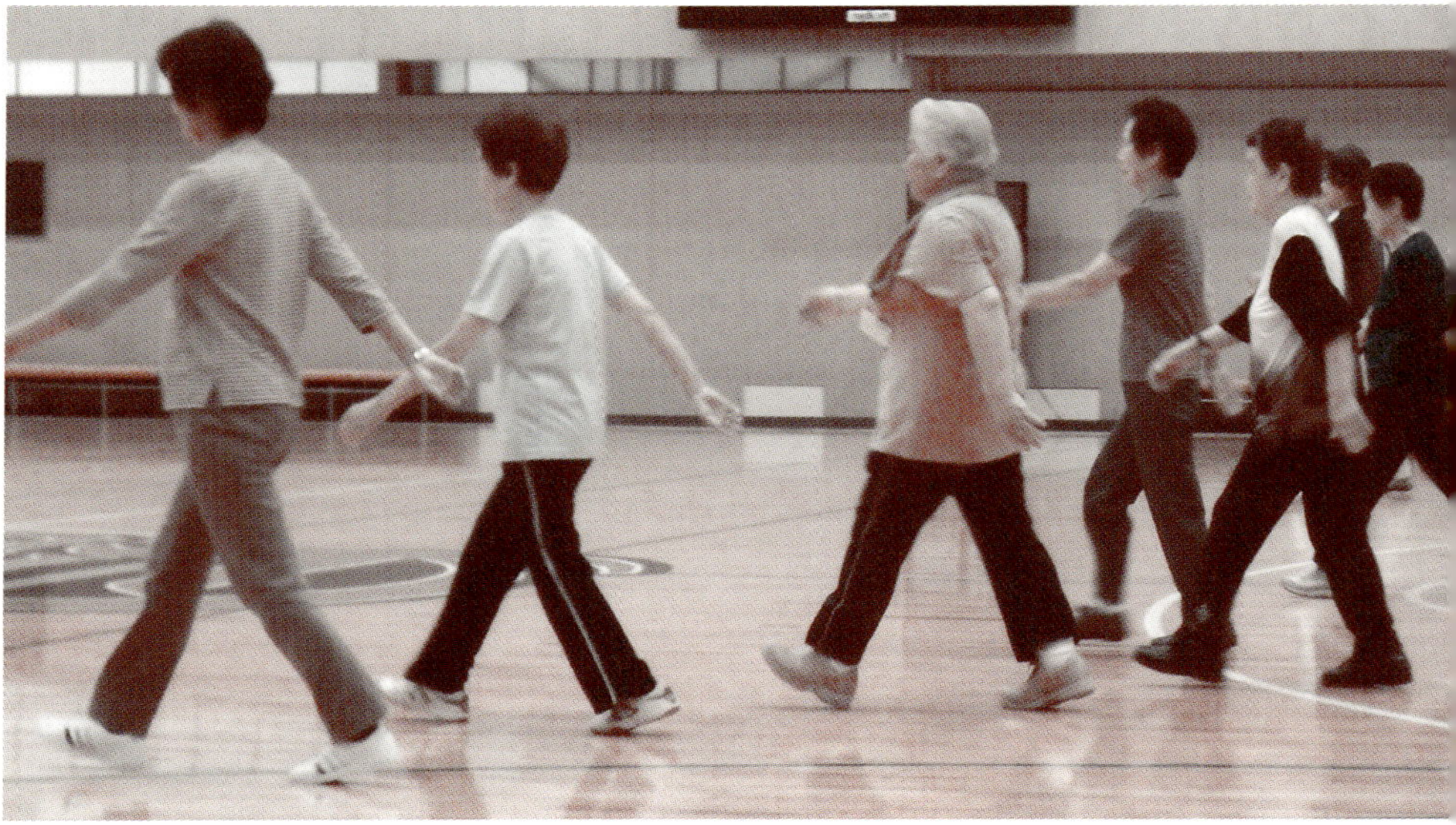

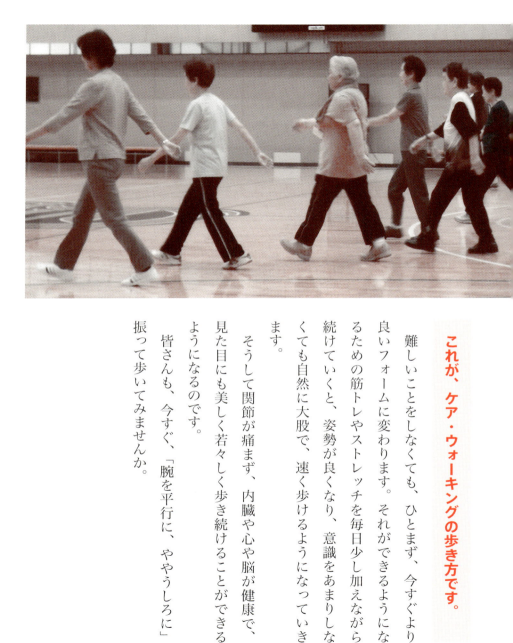

これが、ケア・ウォーキングの歩き方です。

難しいことをしなくても、ひとまず、今すぐより良いフォームに変わります。それができるようになるための筋トレやストレッチを毎日少し加えながら続けていくと、姿勢が良くなり、意識をあまりしなくても自然に大股で、速く歩けるようになっていきます。

そうして関節が痛まず、内臓や心や脳が健康で、見た目にも美しく若々しく歩き続けることができるようになるのです。

皆さんも、今すぐ、「腕を平行に、ややうしろに」振って歩いてみませんか。

2 なぜ「歩く」ことが体に良いの？

「ウォーキングをしていますか？」

この問いかけに、「はい」と答える方が多くなってきました。とくに高齢の方々のウォーキング人口は確実に増えていることを実感しています。

その理由は、歩くことが健康維持のためにとても効果的だということが言われるようになり、しかも、いつでも、どこでも、ひとりでも、気軽にできる方法だからです。

そもそも、なぜ、歩くことが健康に良いといわれているのでしょうか。

歩くことは有効な有酸素運動だからです。有酸素運動にはさまざまな病気の予防効果があることがわかっています。走る、泳ぐ、自転車をこぐことなども有酸素運動ですが、歩くことは走ることよりも関節に負担が少なく、泳ぐことや、自転車をこぐことと違って場所や時間も問わず自由に行なうことができ、道具もいらないので、手軽な運動としてすすめられているのです。

生活習慣病（糖尿病、脂質異常症、高血圧、内臓脂肪の増加など）やメタボリックシンドローム＊（以下、メタボ）の予防と改善、脳血管疾患・心臓疾患の予防と改善、うつの改善、認知症の予防と改善……。歩くことは、「心」「体」「脳」に良いという、さまざまなエビデンス（科学的根拠）があります。一日にどのくらいの距離を、どのくらいの速さで歩けば良いかの目安は、それぞれの人の目的や体力によって異なります。

＊**メタボリックシンドローム（メタボ）**：内臓脂肪型肥満＋高血糖・高血圧・脂質異常症のうちいずれか2つ以上を合併した状態を指します。

歩き方と病気予防の関係についての興味深い研究もあります。

東京都健康長寿医療センター研究所の青柳幸利先生が、群馬県中之条町の65歳以上の住民５０００人に対して十数年間にわたって、歩行と病気予防に関する調査をしています。

この研究で、1日の総歩行数は８０００歩、そのうちの20分間は中等度の運動（早歩きなど）をするのが、もっとも病気を予防する効果がある、という目安が示されました。

ただし、たくさん歩けば良いかというと、歩きすぎにも弊害があって、1万歩以上歩くことで免疫力が下がったという結果も示されています。

つまり、歩かないのも良くないが、歩きすぎるのも良くない。さらにダラダラ歩くのではなく20分くらいはペースを上げてしっかりと歩くか、それ以外の中等度の運動をすると良い、ということです。

また、アメリカ・ピッツバーグ大学のアンドレア・ロッソ教授らの研究グループは、高齢者の歩行速度の低下は認知障害のサインである可能性があると指摘しています。歩行速度が認知症を発見する指標になるかもしれないということです。

さまざまな研究によって、「歩く量（歩数、時間など）」「歩く速さ（運動強度）」「歩く時間」、そして「歩き方（フォーム）」を意識すれば、歩くだけで病気を予防することがわかってきました。一方で、一生懸命歩いているのにひざが痛くなったり外反母趾がひどくなったり腰痛が出るようになるなどの相談も多く受けます。せっかく歩いているのに、これでは本末転倒です。

聞いてみれば、急に1万歩など歩数を増やして歩き始めたり、大股で速度があると良いと聞いてひざが痛いのに無理をして歩幅を広げていたり……。自分の今の体力や、もともと持っている体や動作のクセなどに合わない歩きをしていることが原因だとわかります。

「健康のために」という目的を実現するには、どうすればよいのでしょう。

まずは、自分の体の動かし方のクセを知ること。直せるところは日々の意識とちょっとしたポイントで改めましょう。そして、自分の弱点を補うためのエクササイズを生活の中に取り入れて、筋肉を強くしなやかにしましょう。そうやって体をつくりながら、ケア・ウォーキングで人生の最後まで歩いていきましょう。

より良い歩き方にするための４ステップ

step 1 立ち姿勢のクセチェック

立ち姿勢は歩く時の姿勢でもあります。自分は何タイプ？
➡ 36 ページをチェック！

下腹ポッコリタイプ

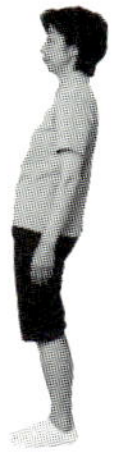

胸張りタイプ

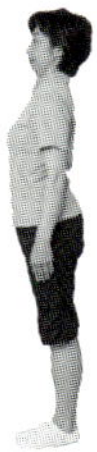

猫背タイプ

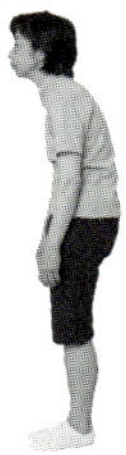

何気なくとっている姿勢が体を痛めることにつながっています。毎日意識して修正しましょう。

step 2 ひざのクセチェック

生まれつきの O 脚、X 脚ではなく、動かし方にもクセがあります。➡ 48 ページをチェック！

X タイプ

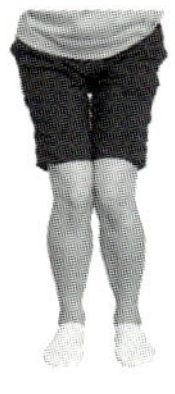

O タイプ

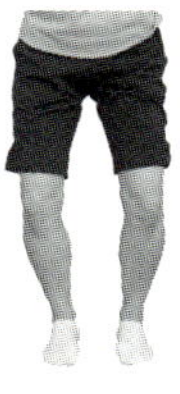

まっすぐタイプ

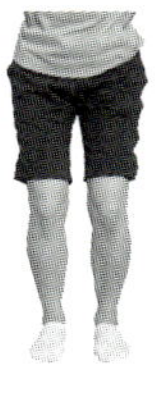

ひざ、腰、股関節の痛みや外反母趾などの変形と大きくかかわっています。注意して動かしましょう。

step 3 歩き方のクセチェック

体を痛めたり、効果が上がらなくなったりする原因になるクセです。➡ 76 ページをチェック！

がに股歩き　O 脚歩き　モンロー・ウォーク　アニメ歩き

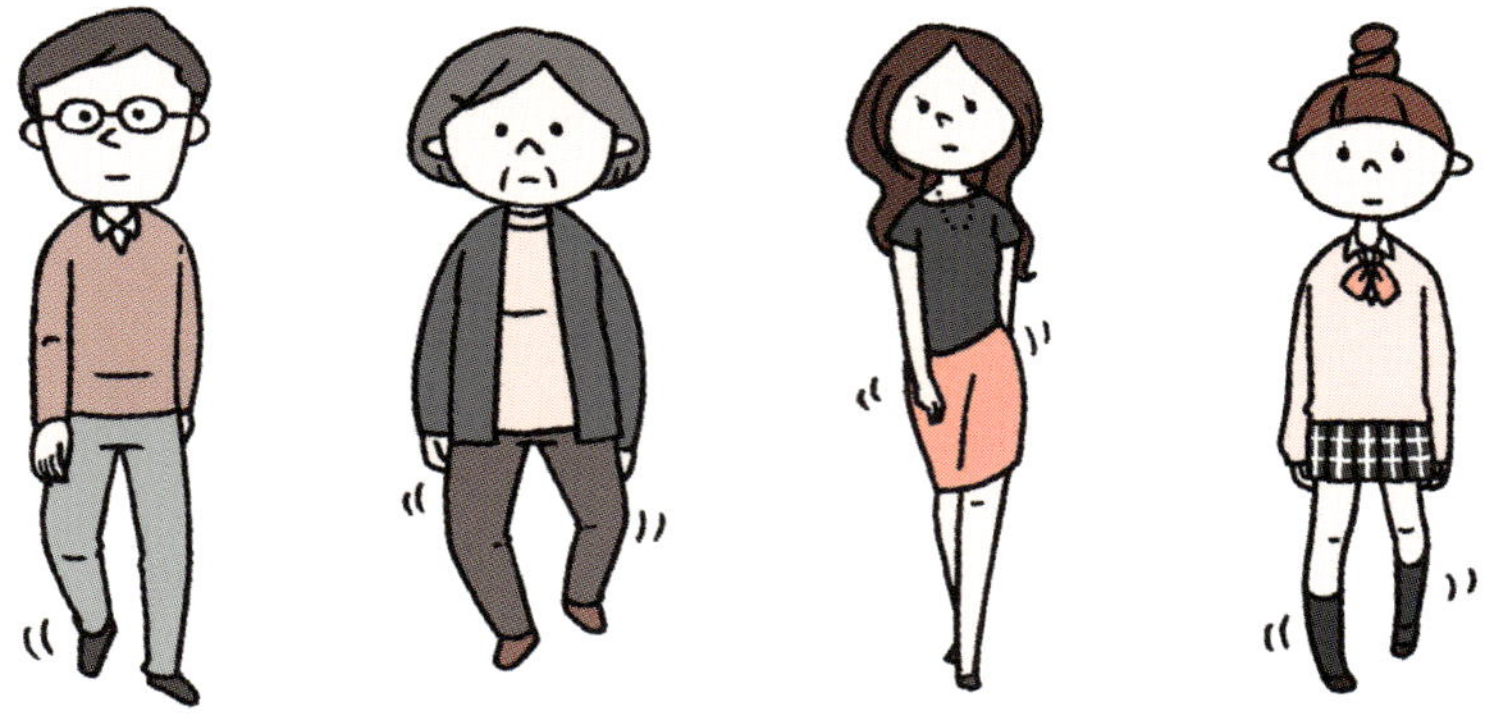

自分のクセがわかったら、毎日意識して修正しましょう。歩き方のポイントは、腕を体に対して平行に、うしろに振ることです。

step 4 エクササイズ選び

自分の体のクセ、痛み、生活習慣に合わせて選び、やってみましょう。➡ 96 ページ～をチェック！

体の使い方のクセを修正したり、関節の痛みを改善したり、エネルギー代謝を上げたりするためのエクササイズ（筋トレ、ストレッチ、体操、マッサージ）を第４章で紹介しています。自分に合った組み合わせをつくり、生活の中に取り入れて、体づくりをしましょう。

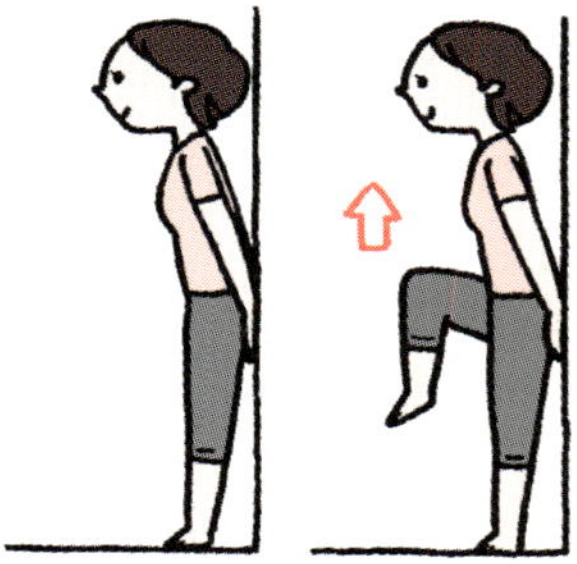

3 運動の「偏食」をなくそう

100歳になっても元気で歩くためには、ただ歩くだけではだめなのです。

広い歩幅で、速めの速度で歩けると、体幹や脚の筋肉が丈夫になります。歩くスピードも上がり、心肺機能も向上し、体力がついて病気の予防につながります。しかし、そのためには体を動かす器官である運動器が丈夫でなくてはいけません。１００歳になっても歩いていられるようにするためには、歩くための運動器づくりをしていくことが大切です。

有酸素運動、筋トレ、ストレッチを運動の3本柱といいます。

栄養の偏りのない食事は、「主食（ごはん）」、「主菜（肉や魚など）」「副菜（野菜など）」をバランスよく摂ることですが、運動にも同じような3本柱があります。食事に例えれば主食が「歩くこと（有酸素運動）」、主菜が「筋トレ」、副菜が「ストレッチ」です。

主食をエネルギーに変えて消費するためには、有酸素運動をすることです。筋肉を強くしたいのなら、肉や魚を食べてタンパク質をしっかり摂って筋トレをすることです。疲労を回復させたいなら、ビタミン豊富な野菜を摂ってストレッチをするといった具合です。

◎運動の３本柱

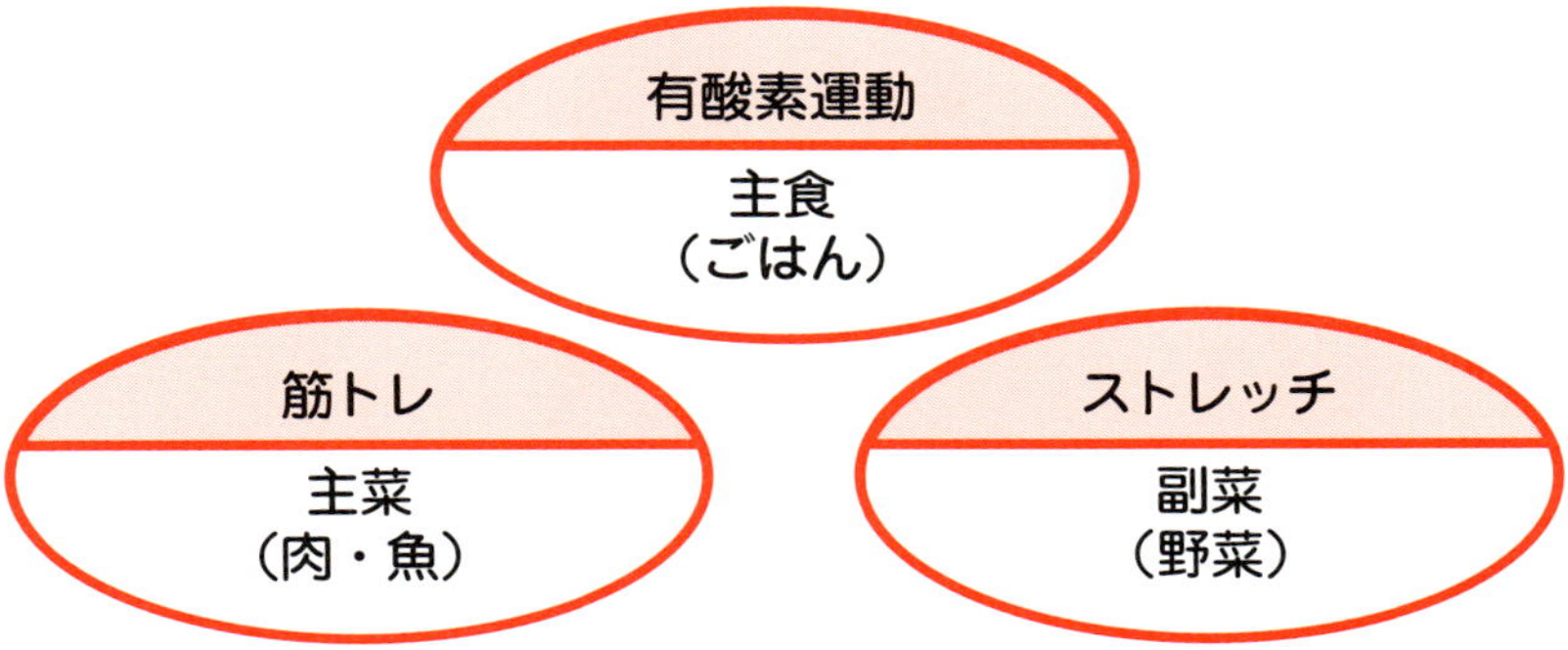

いつまでも歩ける体をつくるには、ただ歩くだけでなく、筋トレとストレッチもバランスよく行なうことが必要なのです。

ちなみに、筋肉は体を動かすときの基本となる運動器官です。強くしなやかに動けば関節痛も予防改善できますし、筋肉で脂肪や糖が使われるので生活習慣病の予防改善にもなります。

意外かもしれませんが内臓も平滑筋と呼ばれる筋肉でできているので、筋力が衰えると内臓の働きも低下するのです（フレイル*という状態）。健康を支える基本になる筋肉、骨などの運動器を維持していきましょう。

***フレイル**：「Frailty（虚弱、老衰）」という英語から派生した言葉。加齢や慢性疾患があると、おのずと食欲がなくなったり運動不足になり、筋肉量が減ります。筋肉量が減ると動くのがおっくうになり、歩くのも遅くなって、関節痛なども起こります。動かなければおなかが減らなくなり、食欲不振になって食事量が減り、さらに慢性的な低栄養状態が起きる――このようなマイナスのサイクルのことをフレイルと呼びます。フレイルは、運動療法と食事療法によって改善できる可能性のある状態です（Ｆｒｉｅｄらが提唱）。

4 普段の歩き方をケア・ウォーキングに変える

運動の3本柱を日常生活で取り入れる。

それが、ケア・ウォーキングのカギです。

筋トレもして、エクササイズもして、そして歩きに行くなんて、ただでさえ「体が痛い」「時間がない」「運動はおっくう」という方にとっては無理ですよね。

そこで私が提案しているのが、運動の3本柱を日常の動作に取り入れる、ということなのです。

「どうやってやるの？」

疑問の声が聞こえてきました。

つまり日常の買い物や、家から駅までの間、犬の散歩ついでなどの歩き、テレビを見ながら、お風呂の中で、筋トレやエクササイズができればよいのです。

実際にケア・ウォーキングに取り組むエミコさんの様子を見てみましょう。

ケア・ウォーキング中の エミコさんをウォッチング

1 お出かけ前の「ギューッパッ」

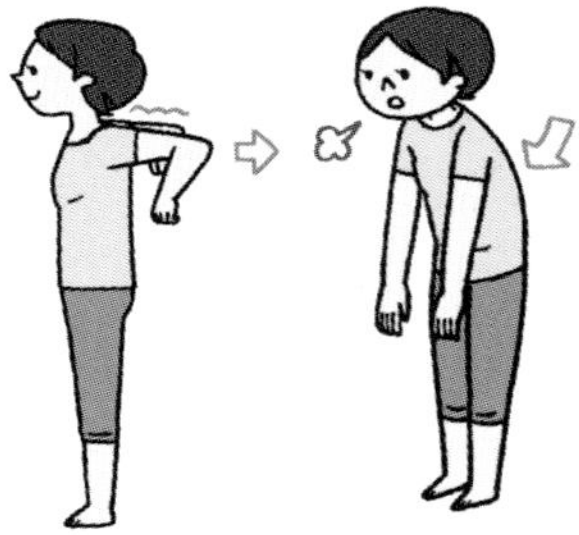

出発前に玄関で、肩甲骨ほぐしのストレッチ。肩甲骨まわりがやわらかく動きやすくなれば、腕振りがラクになります。
「ギュー」でひじを背中のうしろで肩の高さに上げて５秒キープ。「パッ」で息を吐いて腕を前に下ろし、背中の緊張もゆるめて 10 秒。この動きを２セットやります。

くわしくは、116 ページ！

2 歩き始めはゆっくりペースで

始めの１～３分はゆっくりペースで、痛みやこわばりなどの体調を確認しながら歩きます。

腕を左右平行に、
ややうしろに振る！

おへそから脚が伸びているようなイメージを意識する！

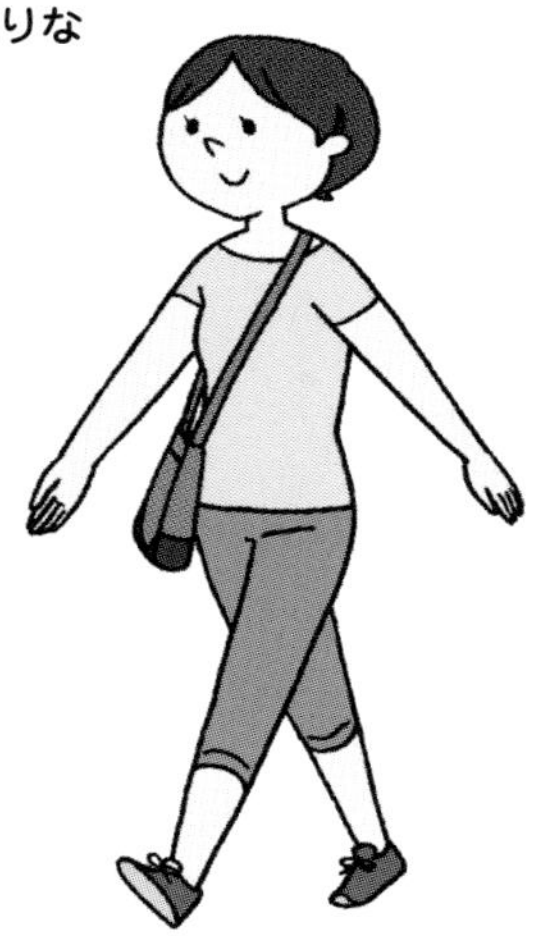

3 歩いている時の姿勢を確認

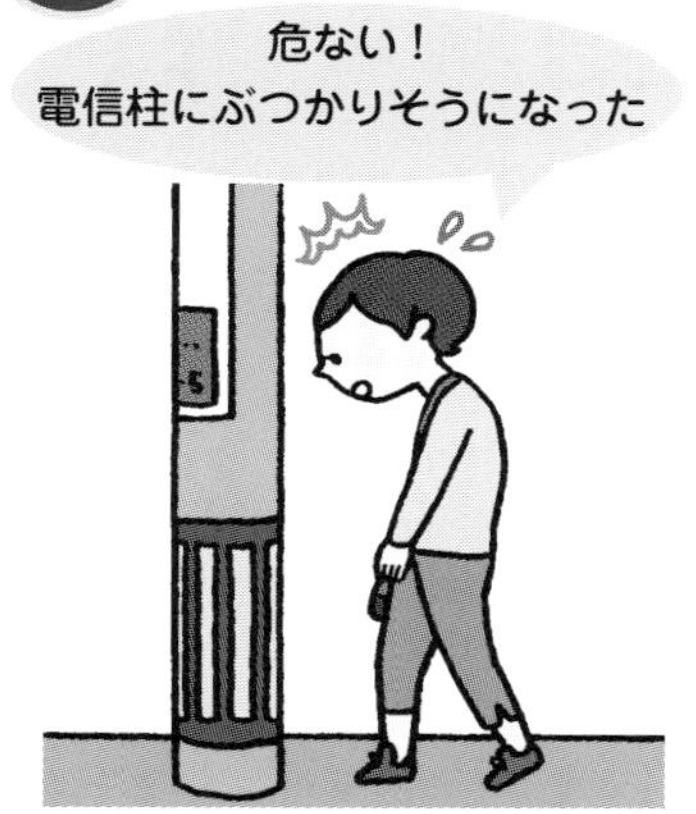
危ない！
電信柱にぶつかりそうになった

そんな時は……

姿勢崩壊のピンチ！　顔はまっすぐに向けましょう

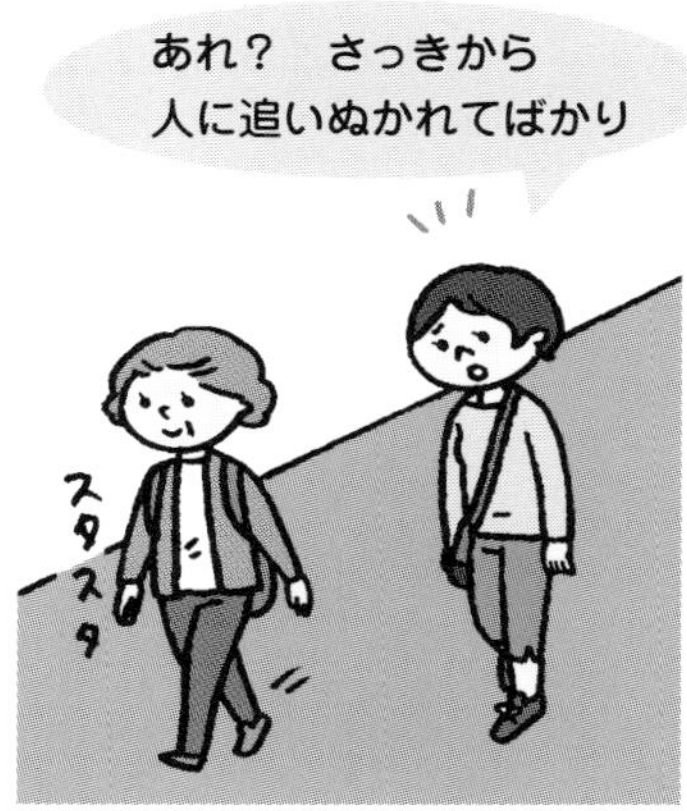
あれ？　さっきから
人に追いぬかれてばかり
スタスタ

そんな時は……

腕を平行に、ややうしろに振って減速を回避！

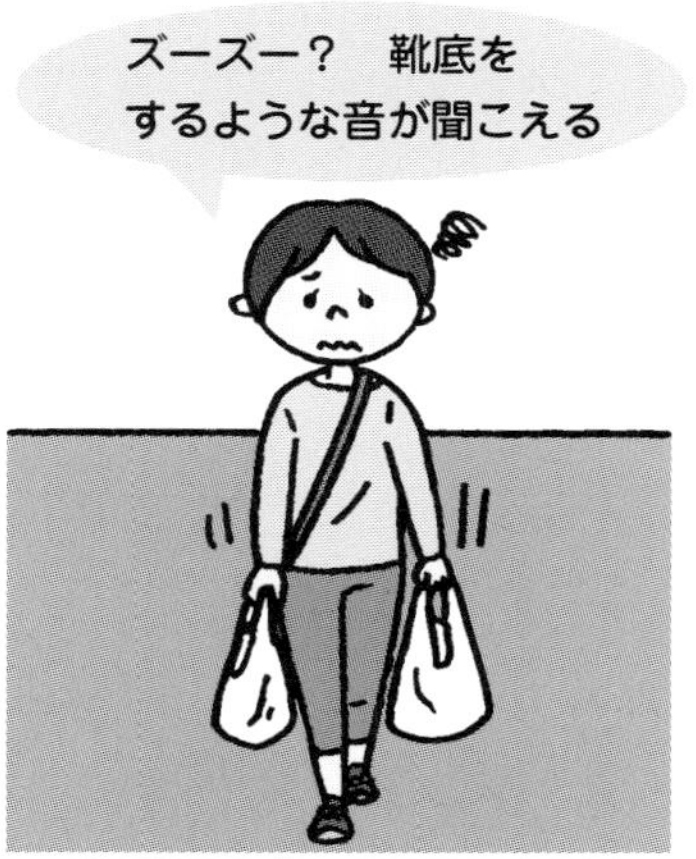
ズーズー？　靴底を
するような音が聞こえる

そんな時は……

脚をきちんと上げるには、おへそあたりから出す意識！

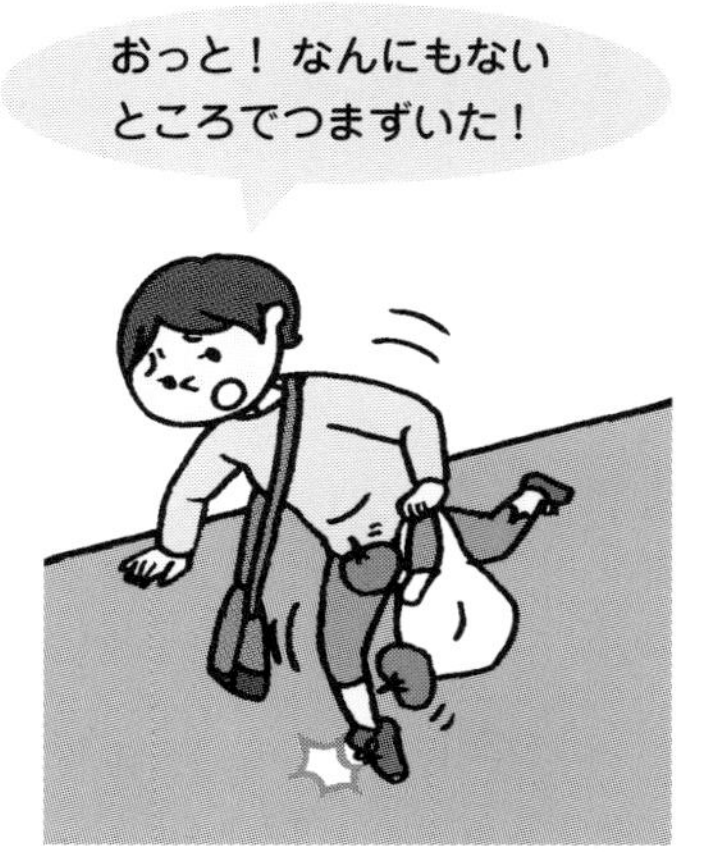
おっと！ なんにもない
ところでつまずいた！

そんな時は……

着地はかかとから。最後に地面を蹴るのは親指の先

くわしくは、70 ～ 71 ページ！

4 調子が良ければペースアップ

スピードを上げる時は、腕を大きめに振り、少し前に重心を乗せていきます。腕振りを大きくしてもスピードが上がらない場合は、下の方法を試してみてください。持っているクセによって人それぞれコツが異なります。自分に合ったものを探してみてください。

ワンポイントでスピードが上げられる

CASE ①
体が反っている人

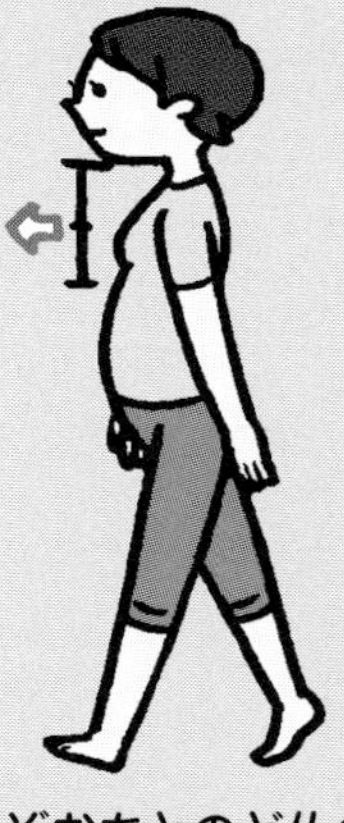

みぞおちとのど仏の中間点を前に出すと速く歩ける

CASE ②
あごを引きすぎている人

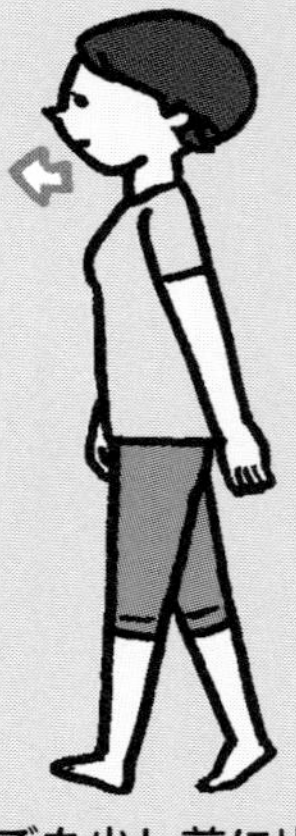

あごを少し前に出すと速く歩ける

CASE ③
へっぴり腰の人

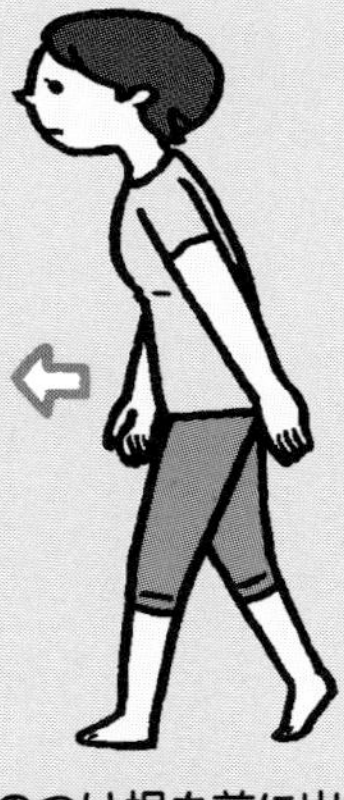

足のつけ根を前に出すと速く歩ける

＊ペースアップは体の調子や目的に合わせて行なってください。

健康のために歩くなら、歩いている最中に「ややキツイ」と感じるくらいが適度な運動強度になります。

1～3分速度を上げて、3分はゆっくりと歩くことを繰り返す（インターバル速歩*）もおすすめです。

＊信州大学大学院医学系研究科の能勢博教授が提唱し、効果を実証しています。

5 最後の数分はペースダウン

最後の数分間はペースを少し落として、終わりにします。

6 帰宅直後の体ほぐし

6 ゴルフボールマッサージ

座ったまま、ゴルフボールを足の裏でゴロゴロと転がしてマッサージします。左右１分ずつが目安です。

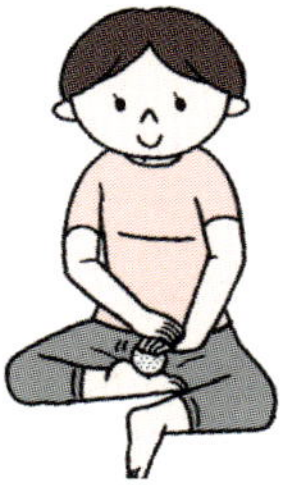

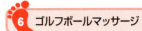

くわしくは、101 ページ！

7 お風呂あがりのエクササイズ

お風呂あがりに体をゆるめるエクササイズをしておくと、翌日に体に疲れが残りにくくなります。

15 ももの前伸ばし

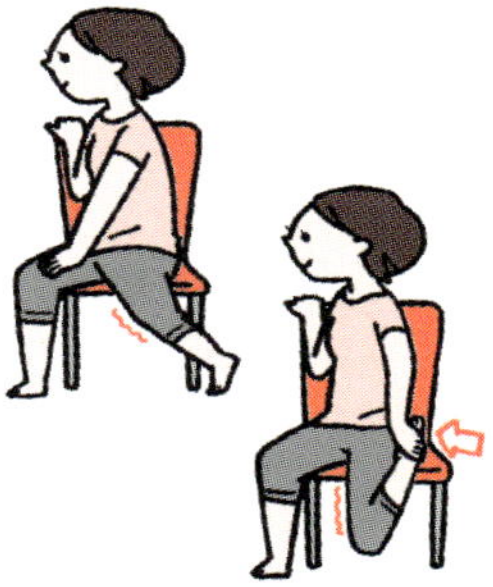

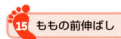

17 ふくらはぎと脚の付け根伸ばし

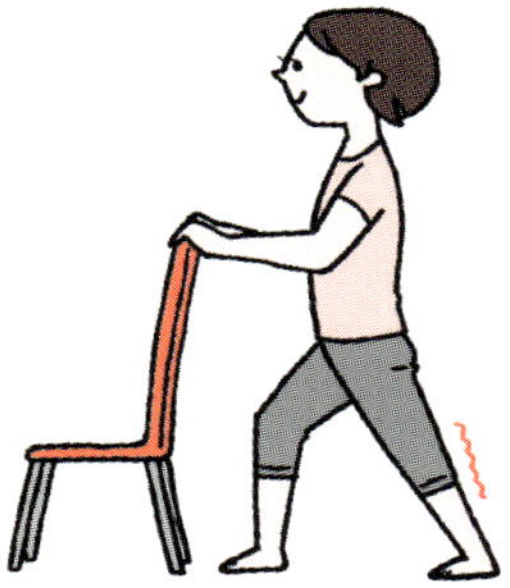

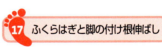

くわしくは、106 ～ 107 ページ！

CARE WALKING COLUMN

「動き」は美しさをつくる

ケア・ウォーキングの３つのモットーの中の一つ、「美しく」というのは、決してモデルさんや女優さんのように、ではなく、自分らしい美しさという意味を込めています。

体の中から健康で、動作が美しい。そんな自分を心に描き、求めることは何歳からでも可能です。

私は、日頃から「かわいいおばあちゃん」になるのが目標だと言っています。つまり、顔に年相応のしわがあってもお尻は上がって背筋が伸びていて自然にきれいな人でありたいのです。

骨格が正しく使われていると、美しい動作になります。いちばん多く行なっている動作である歩く姿勢、動作をきれいにすればその積み重ねで筋肉が引き締まり、自分らしい美しさを持った体になっていきます。

何十年ぶりの同窓会で会った旧友に「あら、あなたいくつだっけ？」なんて聞かれたいですね。

第2章

ケア・ウォーキングのための姿勢づくり

歩く時、いつも姿勢ばかりを意識していられません。
歩く時の姿勢は普段から整えておくもの。
日常からよりよい姿勢を意識し、
痛みの少ない、筋力の弱りにくい体をつくりましょう。

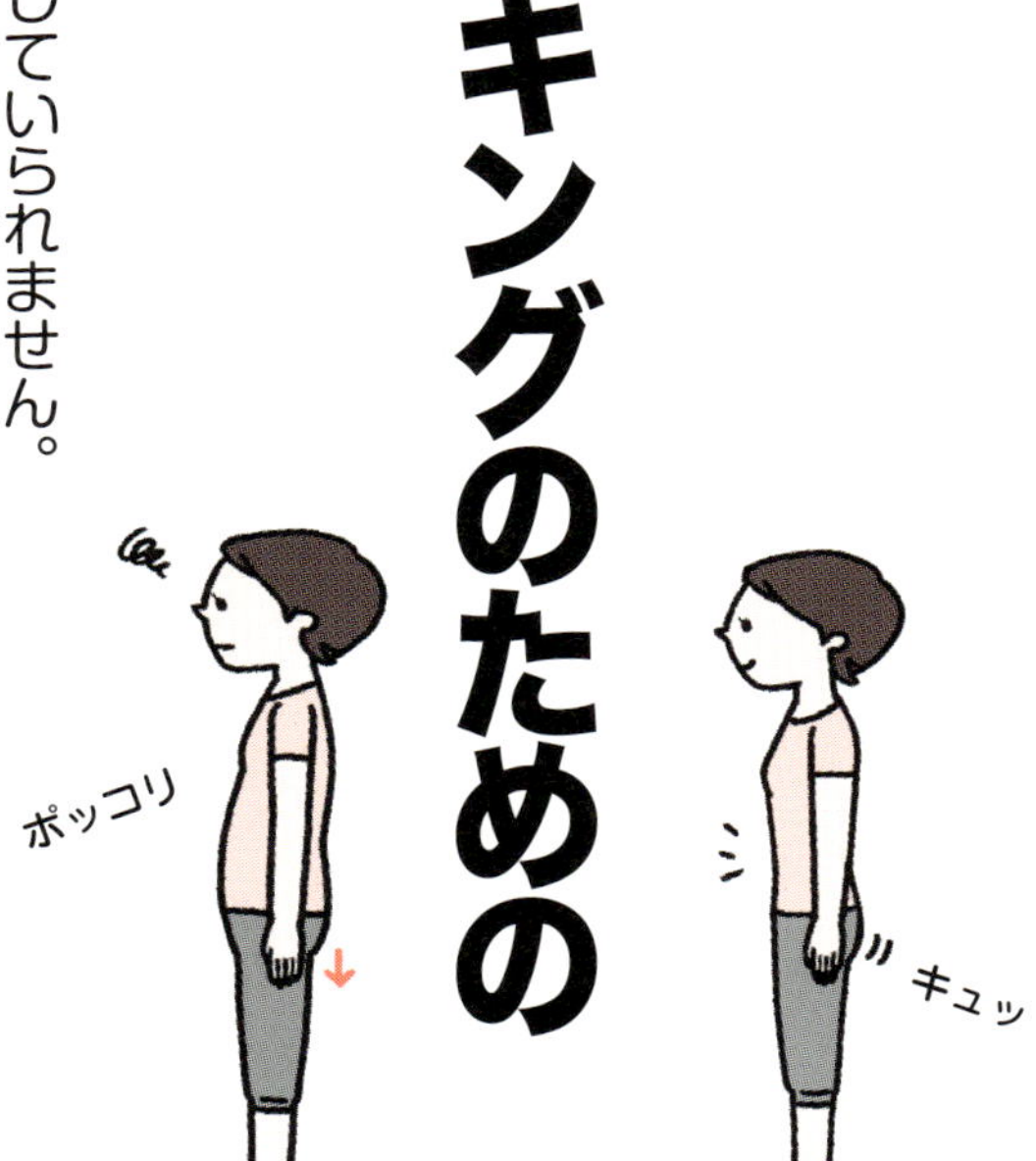

1

運動器が体を動かしている

体を動かしているのは「運動器」です。

運動器とは、体を動かす仕事をしている器官のことで、循環器、呼吸器、消化器などと同じ、体の機能の分類の一つです。

運動器が体を構成して「身体活動」を行なっています。骨と骨が関節をつくって、じん帯や腱《けん》でつながり、全身で２０６個くらいある骨を組み立てて基礎構造（支柱）ができています。そして、脳や脊髄から「こう動かせ」と神経が指令して、末端の骨格筋（筋肉）が体を動かしています。

つまり、骨、関節、じん帯、腱、筋肉、神経は、全体が一つのまとまりであるため、どこかに起こったゆがみはほかの場所にも影響していきます。例えば、骨盤のゆがみは、その上下の腰やひざに痛みを起こしたり、ゆがみを直そうとして肩や首がこるということにつながっています。

日本人にはO脚の人が多いという特徴があります。

骨格には人種による特徴があり、日本人はＯ脚が多いといわれています。多かれ少なかれ、人それぞれ違ったゆがみはあるものですが、このような先天的なゆがみがあると、動き方にもクセができて、それに合う骨格ができあがっていきます。

Ｏ脚の場合は、ひざが外に開くので外側に重心がかかり、ふくらはぎの外側が張ってこわばり、ももの内側の筋肉は衰えてしまいます。すると、ももの間を閉じることができなくなってさらにＯ脚が進み、ひざに負担がかかって変形性ひざ関節症となってしまうのです。

でも、あきらめないで、動作を改善したりエクササイズを取り入れて、ケアしながら少しでも良い状態にしていきましょう。

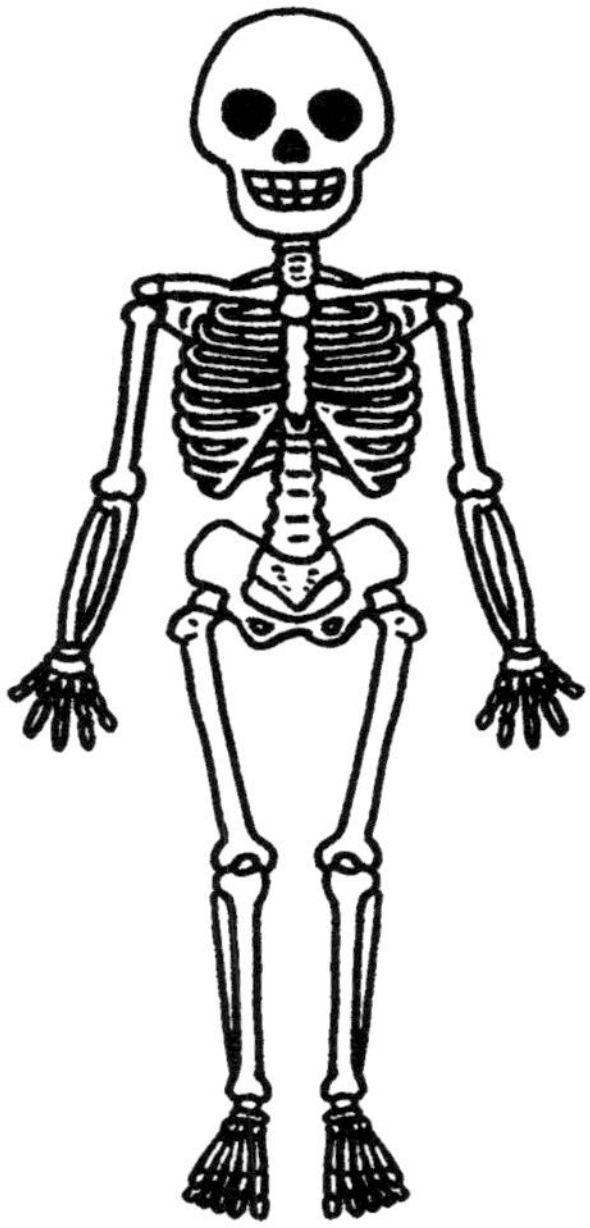

2 体の不調をつくる姿勢・動作のクセ

日常の姿勢のクセや動作が体をつくり、体の不調をつくっています。

とても緊張しやすい人は息が浅く、肩が上がりやすく、肩コリの症状が出やすい傾向にあります。「ひざを閉じなさい」と厳しくしつけられた女性には、ひざを内側に強く曲げるクセがあります。このように人それぞれにさまざまなクセがあり、それが体の痛みにつながっていきます。

例えば、次のような体の症状はありませんか。

- 首や肩がこっている
- 下腹がポッコリ出ている
- 股関節が痛い
- ひざが痛くて長く歩けない
- 猫背で、上体が起こせない
- 腰痛がある
- 足が重く、しびれる

これらの症状は、立ち姿勢が影響しているものばかりです。

歩く時の姿勢の基本は「立ち姿勢」です。

そもそも「歩く」という動作は、「立つ」姿勢を前に進めていくことです。ですから、姿勢は歩いている最中に意識するだけでなく、普段から正しておくことが大切なのです。

姿勢は見た目だけでなく、速度や関節の痛みにも大きく影響しています。

例えば「胸を張って立つ」という意識。猫背の方には当てはまりますが、すでに姿勢が良い人が胸を張ると重心がうしろにかかるため腰に負担がかかって腰痛が起きたり、その姿勢で歩けば、速度が遅くなったりしてしまい、むしろ逆効果です。このように、どんなことに注意したら良いのかは、人によってそれぞれ違います。

人それぞれにあるクセに合わせて、立ち姿勢を見直しましょう。

次のページに、特徴的な日常動作のクセと、それによる体の不調をまとめましたが、立ち姿勢が改善されることにより、体型が変わったり、痛みを改善させたりすることができるのです。

姿勢・日常動作・生活習慣が原因で起こる体のトラブル

1 立ち姿勢によるトラブル

下腹ポッコリ立ち

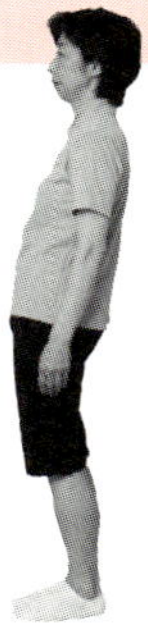

［注意！］

ひざ痛、

腰痛（脊柱管狭窄症《せきちゅうかんきょうさくしょう》など）

胸張り（腰反らせ）立ち

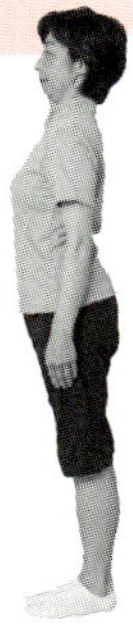

［注意！］

背中のコリ、

肩のコリ、

腰痛（腰椎すべり症など）

猫背（前かがみ）立ち

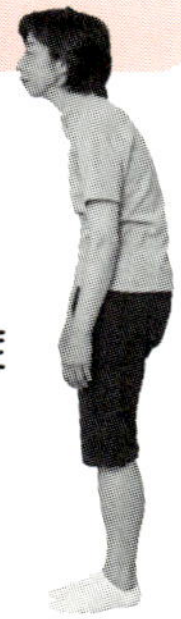

［注意！］

筋力低下、

骨粗しょう症、

さまざまな変形性関節症

＊立ち姿勢のクセチェック法は、36 ページ
＊各クセの特徴は、38 ページ
＊クセの修正法は、39 ～ 41 ページ

よくある足のトラブル

【魚の目（鶏眼《けいがん》）】

圧力や摩擦により角質が皮膚の内側に向かって厚くなる

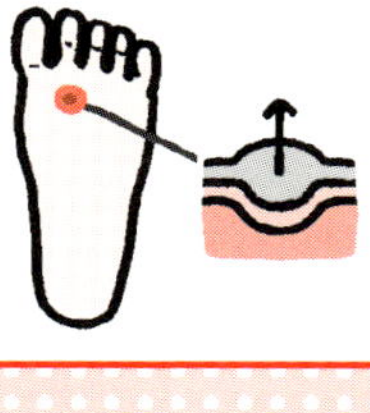

【たこ（胼胝《べんち》）】

圧力や摩擦により角質が皮膚の外側に向かって厚くなる

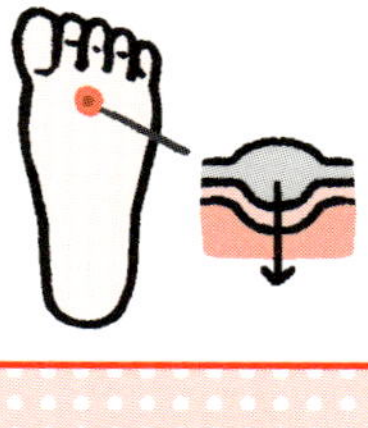

【浮き指】

指のつけ根は下りていても指先が浮いている

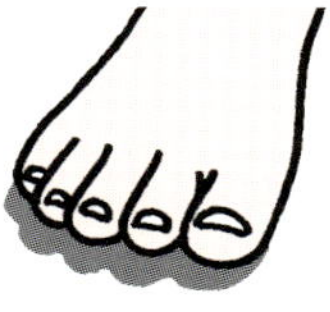

2 しゃがむ⇔立つ動作によるトラブル

しゃがむ時にひざが内側に曲がる

［注意！］
ひざ痛、外反母趾、
開張足

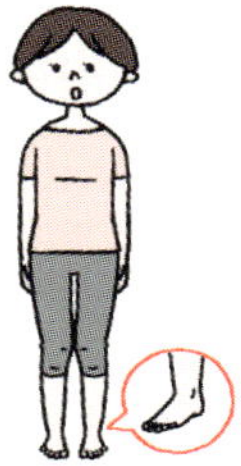

しゃがむ時にひざを前に出す（股関節を曲げない）

［注意！］
ひざ痛、筋力低下、
猫背

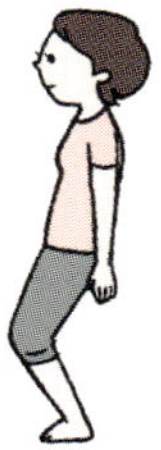

＊正しい動作方法は、50 ～ 57 ページ

3 歩き方のクセによるトラブル

がに股歩き

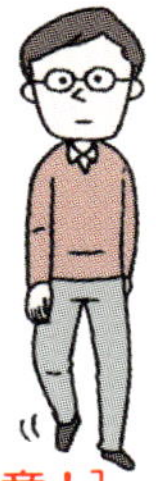

［注意！］
腰痛、ひざ痛、
尿もれ

O脚歩き

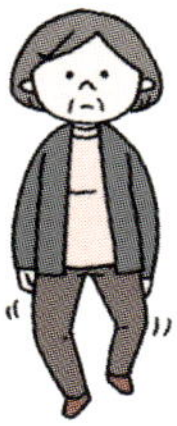

［注意！］
変形性ひざ関節症、
凹足《おうそく》、尿もれ

モンロー・ウォーク

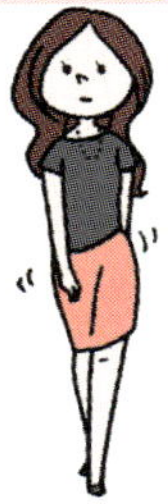

［注意！］
外反母趾、
腰痛

アニメ歩き

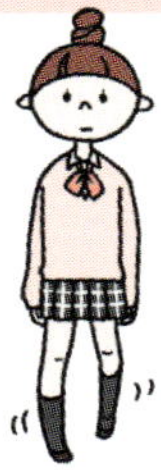

［注意！］
筋力低下、
冷え症

＊各クセの特徴・改善法は、76 ～ 80 ページ

【ハイアーチ（凹足）】
足裏のアーチが反りすぎ、
極端に甲高になる

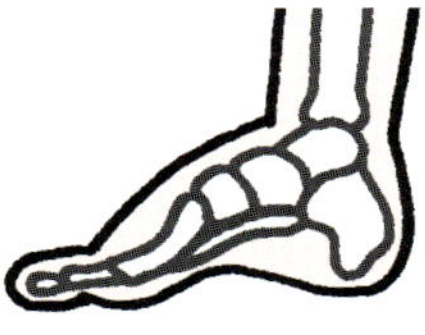

【ハンマートゥ】
親指以外の関節が“くの
字”に曲がる

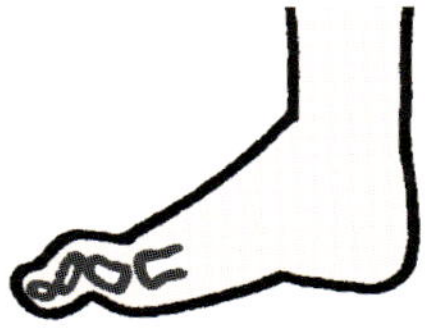

【外反母趾】
親指が“くの字”に
曲がる

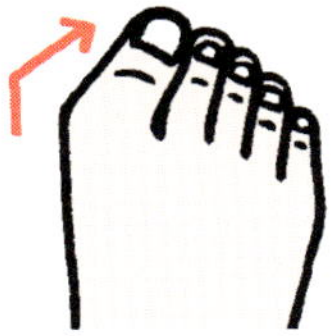

しゃがむ⇕立つ時の姿勢が足腰を痛めてしまいます。

普段、椅子に座ったり立ったりする時、トイレを使用する時、荷物を持つ時、草むしりをする時、ひざの曲げ伸ばしをしたり、しゃがんだままの姿勢をとります。この時に、ひざを足先とは違う方向に曲げるとひざにねじれグセがついてしまい、外反母趾や扁平足、ひざ痛、股関節痛などの原因になってしまいます。普段のしゃがむ⇕立ち上がる時にひざの向きを意識しましょう。

せっかく歩いても、歩き方のクセを直さないと、健康度を下げてしまいます。

健康になる、あるいは健康を維持したいと思って一生懸命歩いても、その結果腰痛やひざ痛を起こしてしまったのでは、元も子もありません。胸を張りすぎて歩くと腰痛になりやすく、お尻が横に振れる歩き方（モンロー・ウォーク、79ページ参照）をしていると、外反母趾や腰痛、ひざ痛につながります。

歩き方のクセによって、関節痛や筋力の低下、骨粗しょう症などを起こすようになってしまうのはもったいないことです。日本整形外科学会が提唱するロコモティブシンドローム（運動器症候群）の予防のためにも、痛めない歩き方に修正することが大切です。

CARE WALKING COLUMN

健康を害する姿勢・動作のクセ

◆胃腸の働きと姿勢の改善◆

胃から食道へ胃酸や消化中の食べ物が逆流し、食道が炎症を起こして喉のイガイガ、胸やけ、咳き込みが続くなどの症状が出る逆流性食道炎という病気があります。

原因は、脂肪やたんぱく質などの摂りすぎや加齢、肥満と言われますが、猫背であるために食べ物が胃の入り口で戻りやすくなることも原因の一つです。

姿勢の改善で胸が起こせるようになったら治療薬がいらなくなったという例もあります。

また、頑固な便秘が、歩幅を広げて大股で歩けるようになってから、改善することもあります。

このように、姿勢が良くなったり歩き方が改善することで、思いがけない症状が改善することだってあるのです。

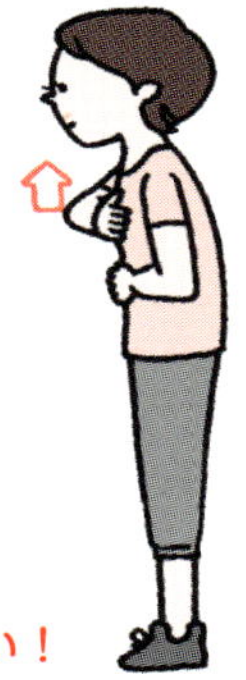

◎猫背のクセ直しは
41ページを見てください！

3 正しい姿勢とは正しい「骨格の配列（アライメント）」

背骨はS字カーブを描いています。

基本の立ち方における「正しい姿勢」とは、骨格の配列（アライメント）が正しい状態にあることだということは、先ほども紹介しました。

あらためて左の写真を見てください。正しい立ち姿勢では、背骨は首のうしろは前にカーブ、肩甲骨の間はうしろにカーブ、腰は前にカーブ、尾てい骨が少し前におさまっています。

◎正しい骨格のアライメント

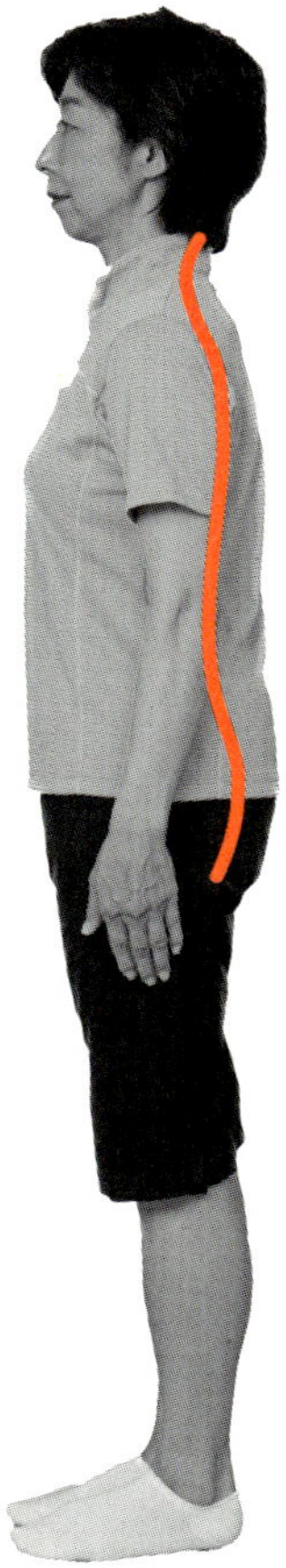

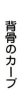

骨格のアライメントが崩れた姿勢は大きく3つのタイプに分けられます。

①下腹ポッコリタイプ、②胸張りタイプ、③猫背タイプです。いずれも体幹の筋肉の弱りが関係しています。次のページに自分のクセのタイプを調べる方法を紹介しました。ぜひやってみてください。

立ち姿勢のクセがわかったら、クセを修正していきましょう。

歩くことは立った姿勢をそのまま前へ運んでいくことです。ですから、まず普段から正しい姿勢をしておくことが大切です。自分のクセを知り、クセのタイプに合わせた改善法を行なっていくことで、じょじょに姿勢が改善されていきます。立ち姿勢が良くなれば腰痛改善やスピードアップができるようになります。

ときどき鏡でチェックして、姿勢のくずれに気づいた時や歩き始める前など、日常的にこれらの方法を試してみてください。美しい立ち姿勢は夢ではありません！

立ち姿勢のクセチェック

step 1 リラックスして立ちます。

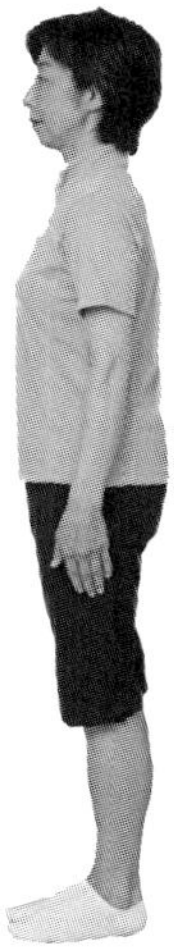

step 2 軽く首を曲げて、下を見ます。

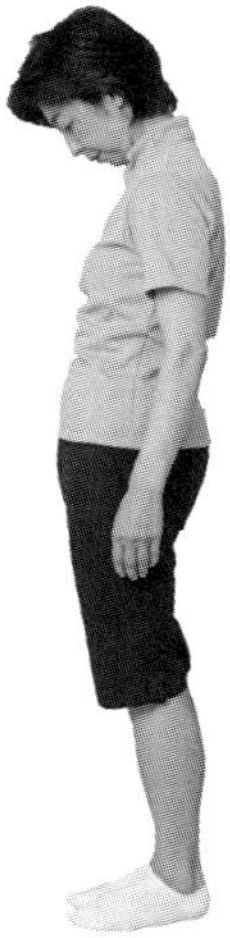

診断！
どんなふうに見えますか？

良い立ち姿勢

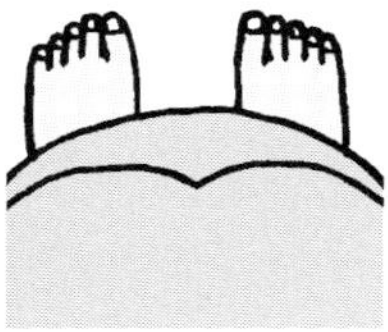

胸、おなか、足先が見える

下腹ポッコリタイプ

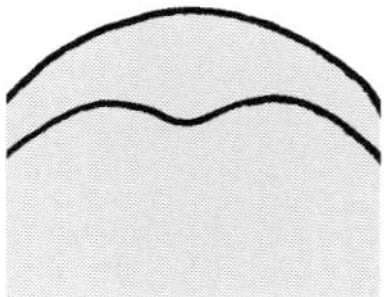

おなかがしっかり見えて、足先は見えない

胸張りタイプ

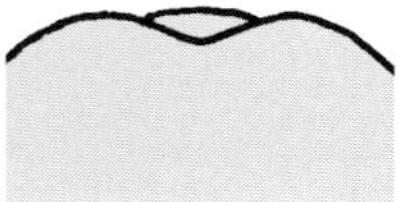

胸がしっかり見えて、足先は見えない

猫背タイプ

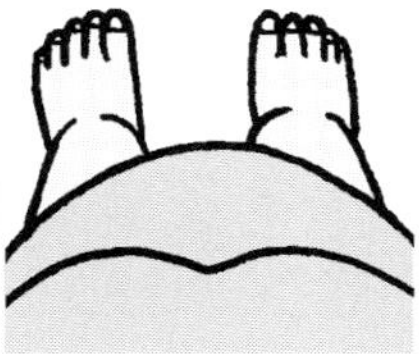

胸も、おなかも、脚も、足先もしっかり見える

立ち姿勢のクセ ３つのタイプ

良い立ち姿勢のときは、上から見ると、胸・おなか・足の甲が見えるくらいです。足の甲の見え方は、胸やおなかの脂肪の厚みによって変わります。

良い立ち姿勢

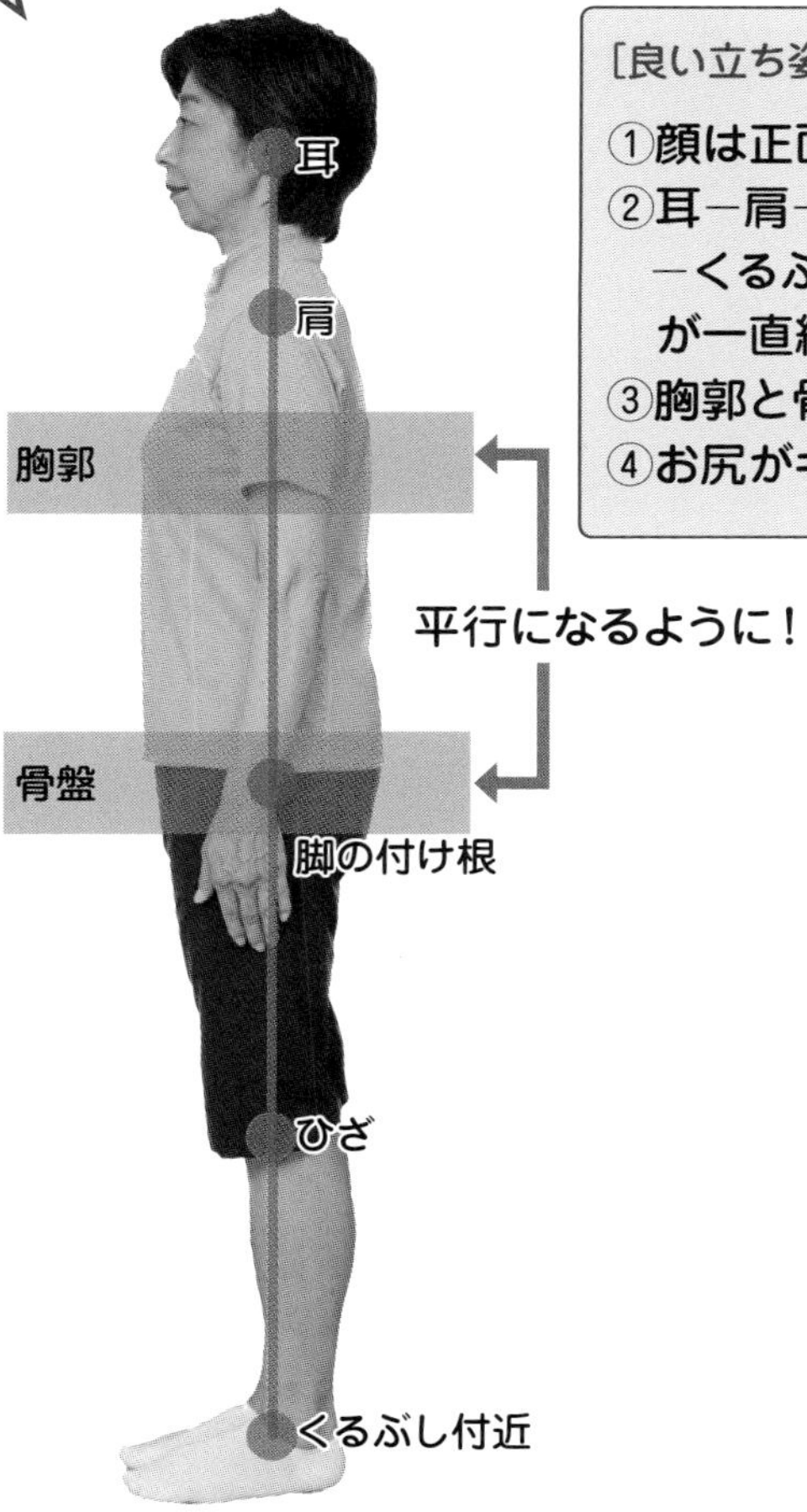

［良い立ち姿勢の４カ条］

①顔は正面を向く
②耳－肩－脚の付け根－ひざ－くるぶし付近の５つの点が一直線になる
③胸郭と骨盤が平行
④お尻がキュッと寄っている

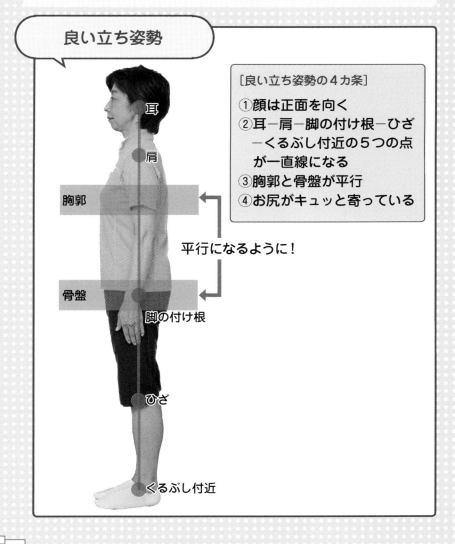

下腹ポッコリタイプ

[解説]
お尻の筋肉（大殿筋）が衰えている。

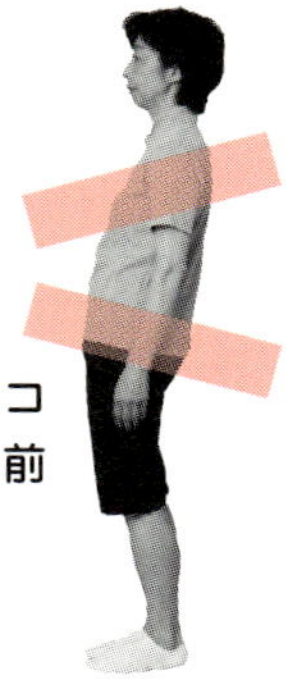

- ★下腹がポッコリと胸より前に出ている
- ★猫背
- ★背中がお尻よりうしろに引けている
- ★バランスをとるため肩を引きやすい
- ★横から見ると、弓なり気味

胸張りタイプ

[解説]
バストが大きい女性や、トレーニングによって胸の筋肉（大胸筋）が発達している人に多い。
背中や腰にコリや張り、痛みが起こりがち。

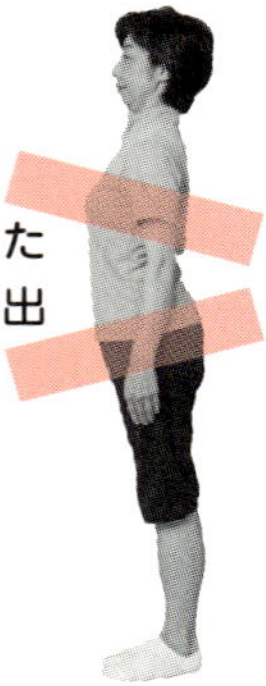

- ★胸（胃のあたり）が前に出ている
- ★一見良い姿勢にも見えるが、背中や腰が反りすぎている
- ★骨盤は前に傾き、お尻はうしろにぐっと突き出ている

猫背タイプ

[解説]
骨粗しょう症によって背骨が曲がることも多いが、その場合は無理に体を起こすのはNG。整形外科にかかって骨の治療が必要な場合もある。

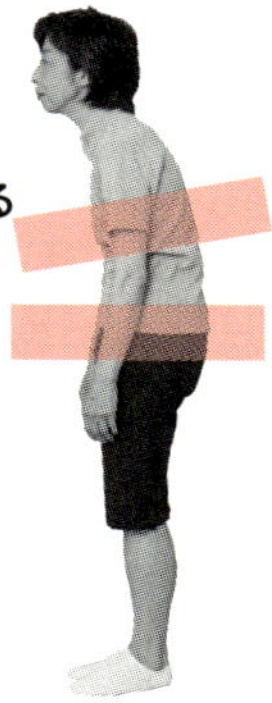

- ★顔が体より前に出ている
- ★猫背
- ★おなかも丸まっている

下腹ポッコリタイプの姿勢改善法

step 1

両足をそろえて立ち、そけい部（大腿部の付け根部分）に軽く手を当てます。

step 2

お尻を引き、足先が見えるところで止めます。

step 3

顔を前に向ければ、良い姿勢！

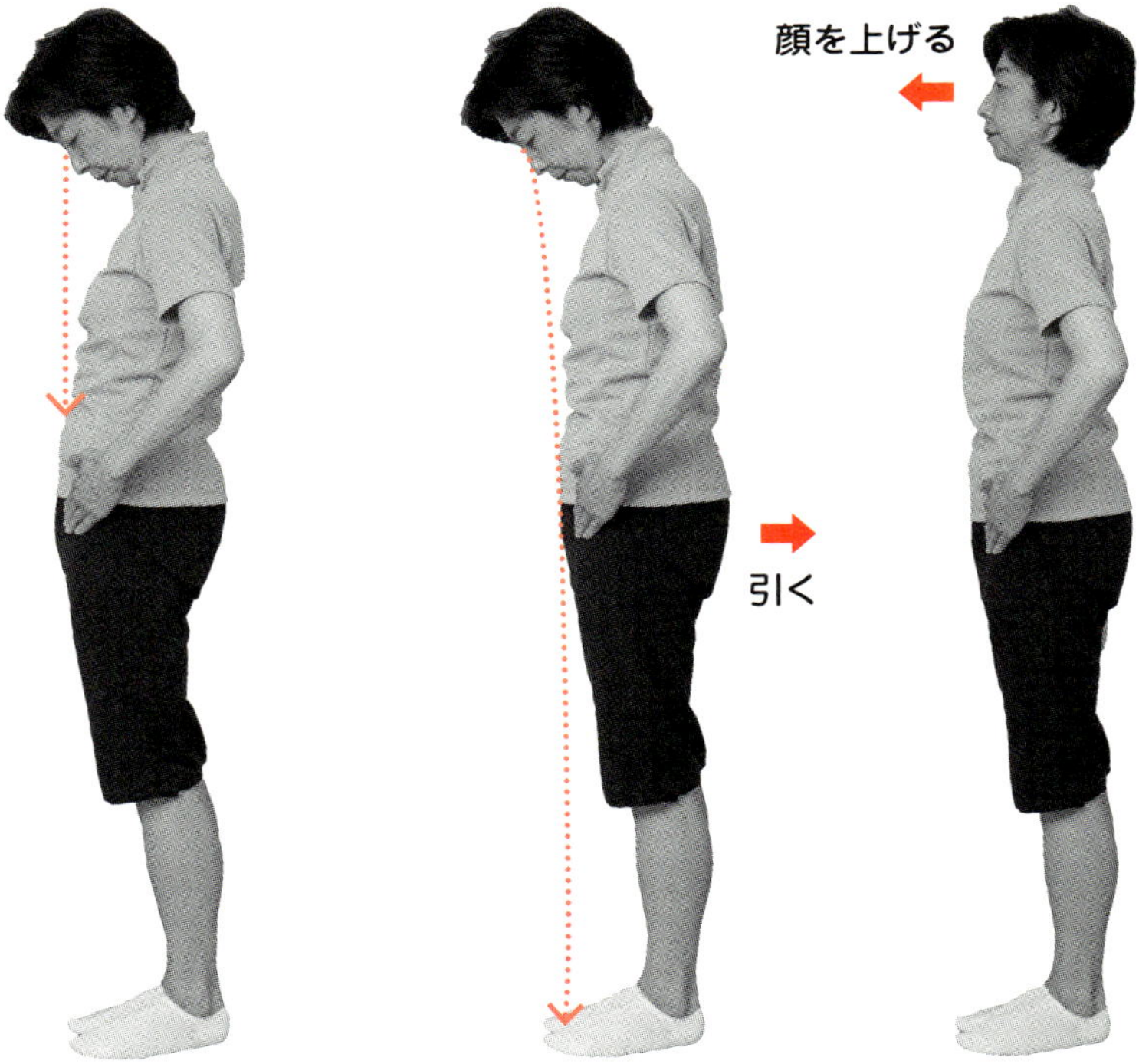

姿勢直し後に、軽くおじぎした時のような、前のめりの姿勢になっているように感じるかもしれません。

胸張りタイプの姿勢改善法

step 1

胸の真ん中に手のひらを当て、大きくため息をつきます。

step 2

フーッと息を吐き切って、背中の緊張を解きます。

step 3

顔を前に向ければ、良い姿勢！

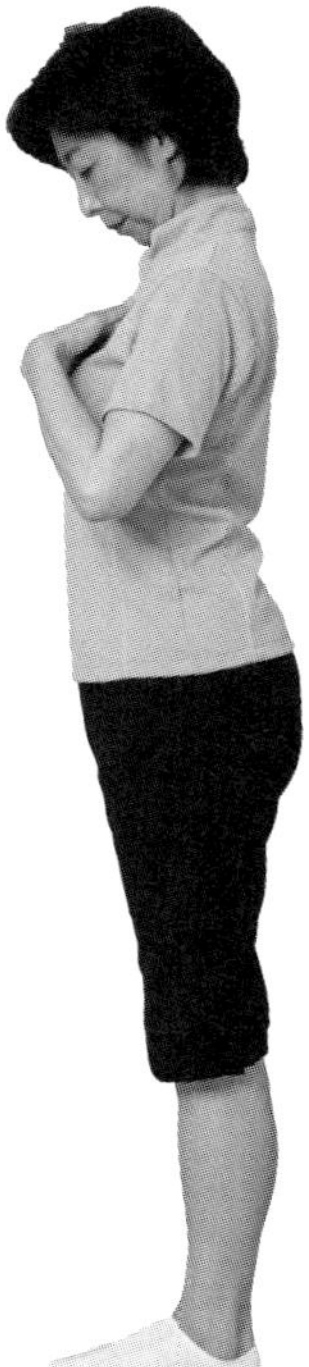

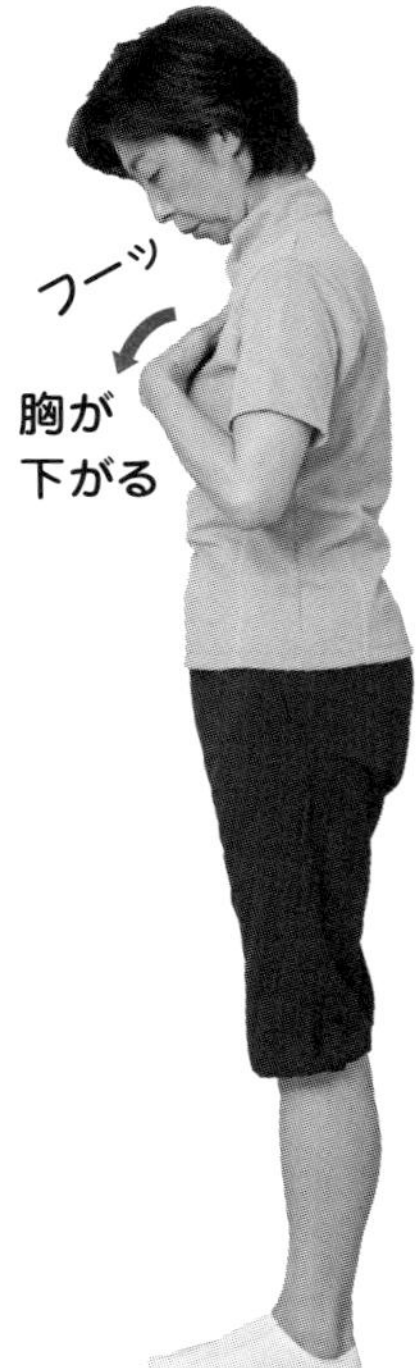

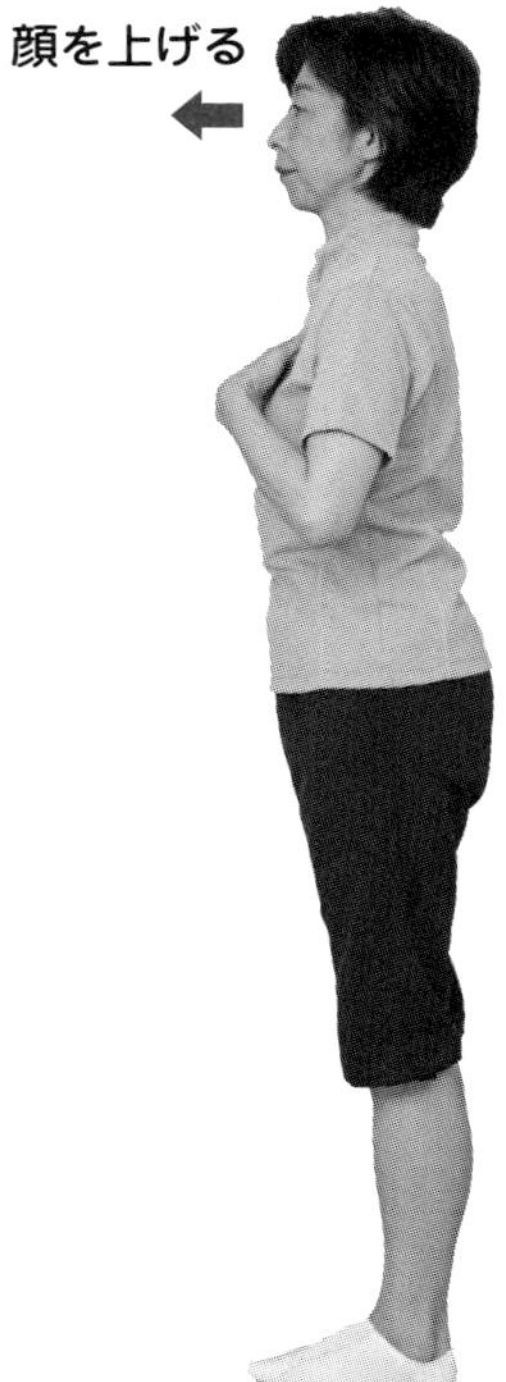

姿勢直し後に、意識して猫背にしているような姿勢に感じるかもしれません。

猫背タイプの姿勢改善法

step 1

胸が下がっているのを無理やり起こそうとするのは NG。

step 2

左手を下腹に当て、右手を胸に当てながら、ゆるやかにさすり上げます。

step 3

ゆっくりと起こせるところまで起こしていきましょう。

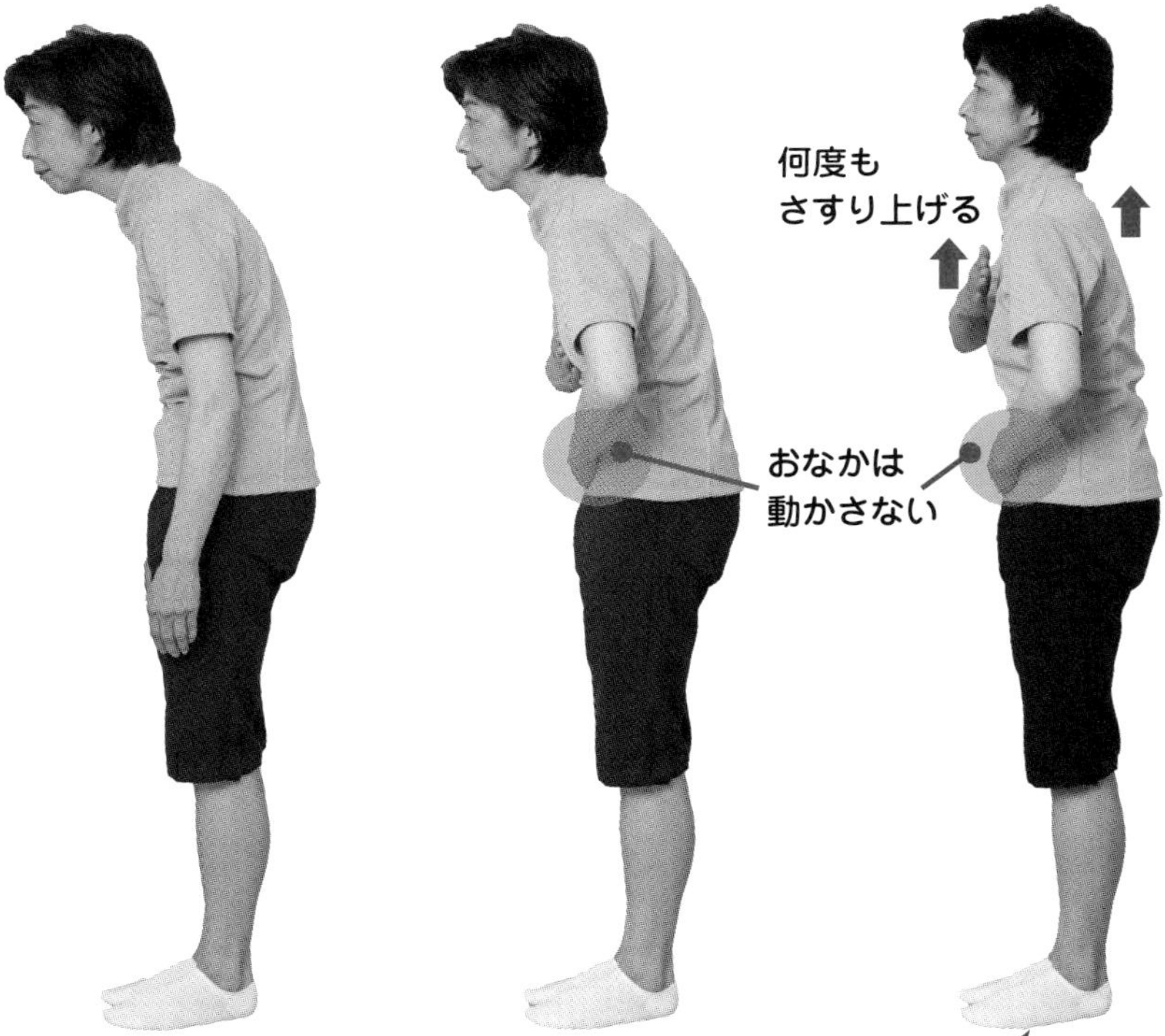

ひざを前に出すような直し方をせず、胸を上げるのがポイントです。

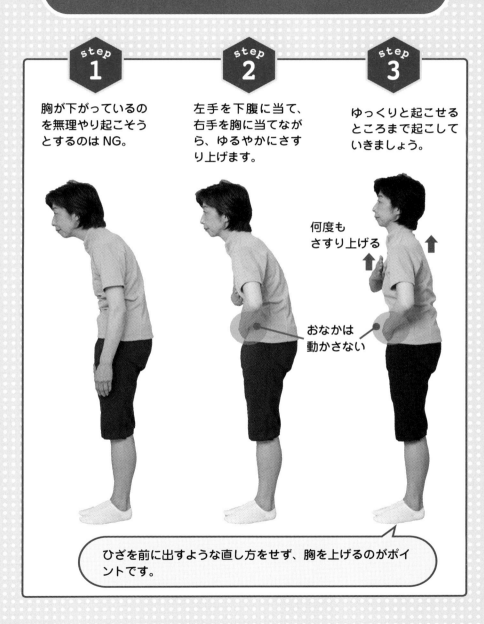

4

姿勢直しの仕上げ

とても簡単な方法でアライメントを正しく直したら、姿勢直しの仕上げをしましょう。

最後にキュッとお尻に力を入れておなかを引っ込めてください。

これだけです！

尾骨（尾てい骨）に向かってお尻を「しまう」ようなイメージで力を入れてみてください。そうすると、おなかと同時にももの内側にも力が入り、良い姿勢がつくれます。

前傾姿勢になったり、腰を反らせてはいけません。

つぎの2つのポイントで、良い姿勢がつくれているかを自分で確認できます。

◎ポッコリおなかを瞬間的にひっこめる方法

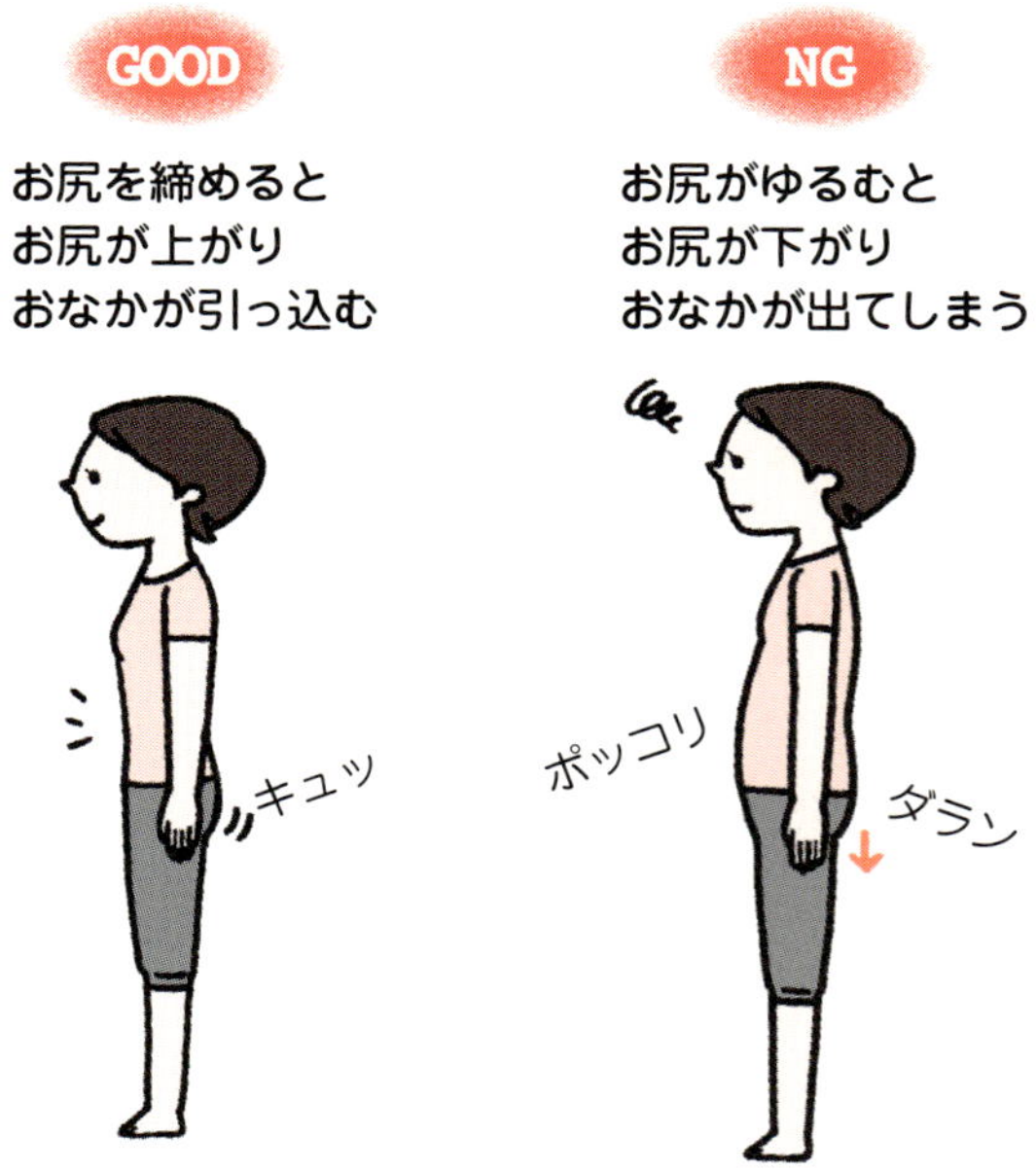
GOOD
お尻を締めると
お尻が上がり
おなかが引っ込む
キュッ
NG
お尻がゆるむと
お尻が下がり
おなかが出てしまう
ポッコリ
ダラン

確認①
お尻に力を入れた時、お尻が左右両側から寄ってきましたか？

確認②
ももの内側と下腹にも力が入っているのが、わかりますか？

この方法で、ポッコリおなかも瞬間的に引っ込めることができます。

とくに中年期以降、ポッコリと出てきた下腹部にお悩みの方もいると思います。その原因は、脂肪がたまることだけでなく、腹筋のインナーマッスルである腹横筋が弱るためでもあります。

腹横筋は、下腹についていていて、これが強まるとコルセットのように内臓を押さえてくれます。それによって姿勢も良くなります。

胸郭と骨盤がゆがむと、二段腹、三段腹になったり、腰痛も起こりやすくなります。筋力が弱いから姿勢はゆがみ、姿勢が悪いから筋力が弱ることになるのです。

5 脚のアライメントと痛みは関係が深い

脚のゆがみは、生まれつきの部分とその後の使い方のクセによる部分があります。

ですから、ゆがみ自体は直せることも直せないこともありますが、ゆがみを改善したりひどくならないようストップをかけたりすることは可能です。何よりも、ゆがみがあっても、痛みを軽減したりなくしたりすることは可能です。

痛みを起こしやすいのはO脚やX脚という生まれつきの形によるものです。しかし、多くの場合は、形が動かし方のクセに影響を与え、悪いクセを続けることでゆがみがひどくなって、さらに痛みが強くなる、といったマイナスの経過をたどります。そして「変形性○○症」と言われたら、「あー、年をとった」とあきらめてしまうのです。

ひざと股関節とは、相互に関係があります。

特徴的なひざのゆがみは、O脚、X脚、ひざ下O脚（XO脚）、反張ひざの4種類があります。4つのひざの特徴は、どの人にも多かれ少なかれあります。日本人にはひざ下O脚が多いといわれています。次ページに、それぞれの特徴を紹介しました。

◎O脚

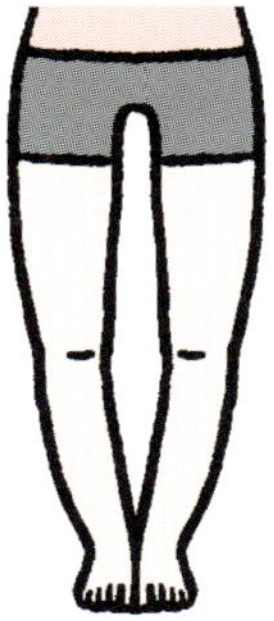

◎X脚

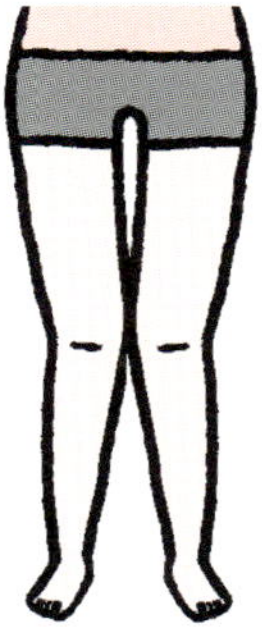

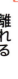

◎ひざ下O脚

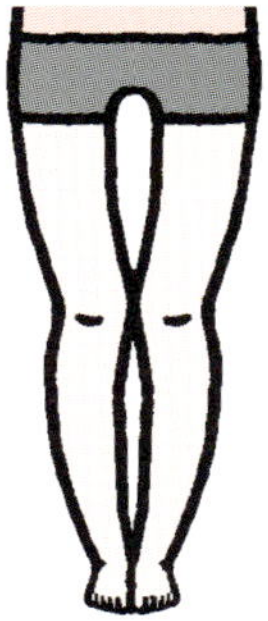

【O脚】足を正面に向けた時にひざが外側に曲がっている

ひざの外側に体重がかかるため、お尻やももの内側の筋力が弱り、股関節が前横に張り出しやすい特徴があります。

ふくらはぎの外側が張り、足首が曲がって足裏の外側が着地するため、魚の目やたこ、アーチが高い凹足《おうそく》などが起こり、変形性ひざ関節症になりやすい傾向があります。

【X脚】足を正面に向けた時にひざがくっついて押し合い、左右の足にすき間ができる

ひざの内側に体重がかかり、腰は反りやすく、ももや股関節が弱りやすいため、外反母趾、開張足、扁平足、腰痛症、変形性ひざ関節症にもなりやすい傾向があります。

【ひざ下O脚】ひざ下の骨が外側に開き、ふくらはぎの内側が離れる

ひざがくっつくのに、ふくらはぎの間にすき間ができるためXO脚と

◎反張ひざ

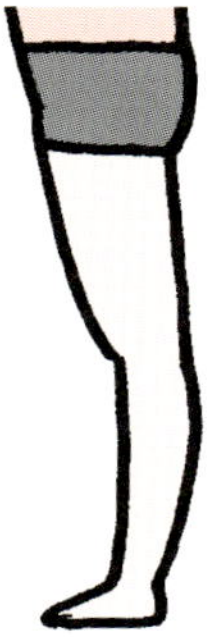

もいいます。日本人に多いといわれています。ひざ下の外側が痛んだりふくらはぎが張ったり、足首が内側に倒れるために外反母趾やアーチの低下などの足のトラブルも増えます。

まっすぐにひざを曲げてもねじれるように動いてしまいます。

反張《はんちょう》ひざ　立っている時にひざが反りすぎる

腕には俗に「猿手」といわれるひじの過伸展の状態がありますが、脚では「反張ひざ」といいます。

ひざが反りすぎて、ひざ裏が伸ばされ、ひざの前側の関節に負荷がかかり、ふくらはぎが伸ばされたままで張りやすくなります。

また、腰や胸を反らせてバランスをとるように立つため、腰痛、股関節痛などが起こりやすくなります。過伸展がO脚と合わさって起きているのが「アニメ立ち」といわれる姿勢で、よりO脚の特徴が強まります。

ひざを少しゆるめてお尻を締めて立つことで緩和されます。

ひざがゆがんでいるとなぜ良くないのでしょうか。

そもそもひざがどう動くかを考えてみてください。足を浮かせてひざを動かすと、曲げてから伸ばすことはできますが、ひざ下を横に動かすことはできません。横に動かす筋肉はないので、ひざは横への動きが入る「ねじれ」に弱いのです。

ですから、O脚やX脚などの横へのゆがみは、痛みや変形を起こす原因になってしまうのです。

自分のひざの動かし方のクセを知って、ねじれない動作を覚えこませていきましょう。

ひざのクセを知るための基準は、「足」の向きに対してひざがどの方向に向いて曲がるかということです。足先というのは足の人差し指と中指の方向と思ってください。

ひざを曲げてみて、ひざが内側に近づいていくのはXタイプの曲げ方です。ひざが離れていくのはOタイプの曲げ方です。正しくは、どこまで曲げても足先と同じ方向に曲がる曲げ方です。

次のページで、握りこぶしをひざの間に挟んでみるチェック方法をご紹介しましょう。

ひざのクセチェック

step 1
両脚を握りこぶし1つ分の間隔をあけて立ちます。

step 2
ひざの間に握りこぶしを入れて、軽くひざを曲げ伸ばしします。

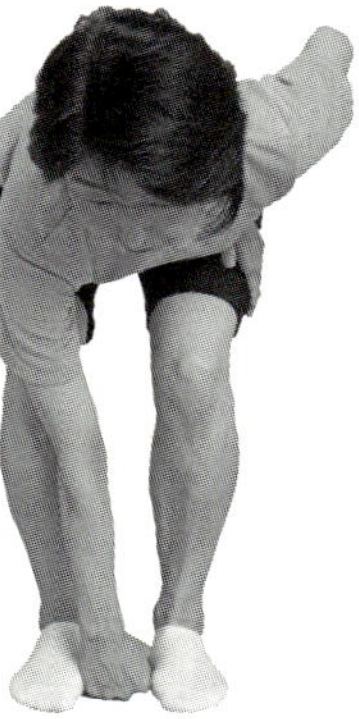

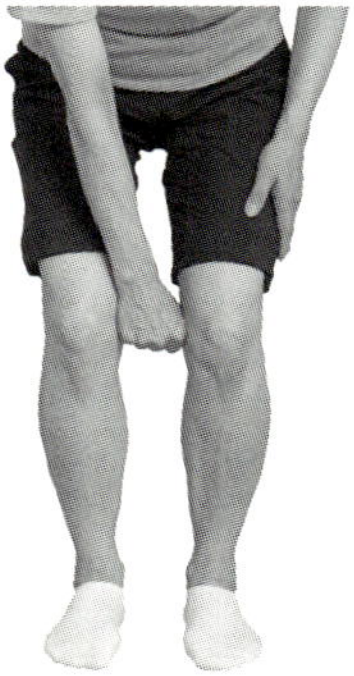

診断！

ひざを曲げた時に、ひざは握りこぶしを押しますか。
それとも離れていきますか。

まっすぐタイプ

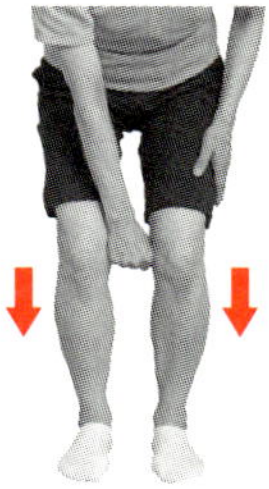

握りこぶしを押しもしないし、離れもしない

X タイプ

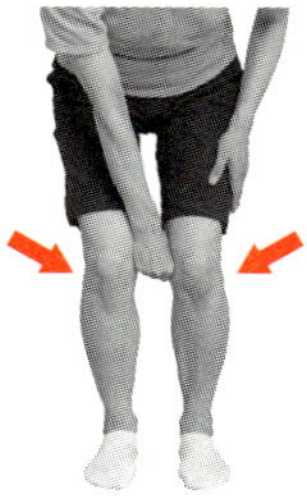

握りこぶしをひざが押す

O タイプ

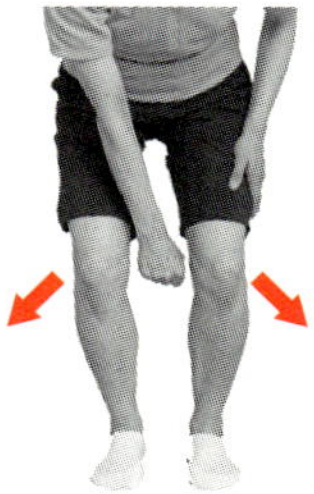

握りこぶしからひざが離れていく

ひざのクセ 3つのタイプ

前ページのひざのクセチェックで、どのタイプになりましたか？
ひざが足先（足の人差し指と中指）の伸びている方向に
まっすぐに曲がるのがよい曲げ方です。

まっすぐタイプ

ひざが足先の方向にまっすぐ
曲がっていく。
よい曲げ方。

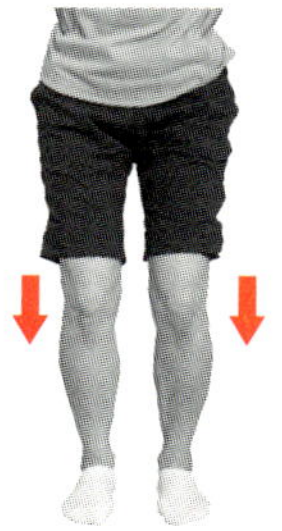

X タイプ

足先の方向に対して、ひざが
内側に曲がってしまう。
外反母趾、ひざ痛、腰痛が起
きやすい。

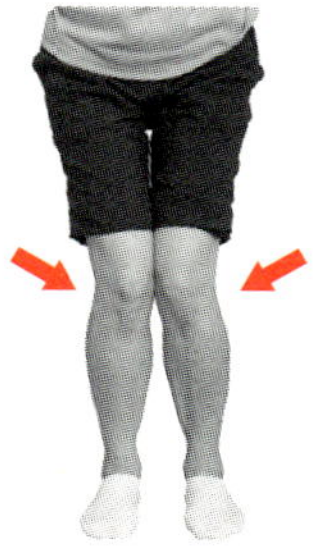

O タイプ

足先の方向に対して、ひざが
外側に曲がってしまう。
甲高になり、変形性ひざ関節
症になりやすい。

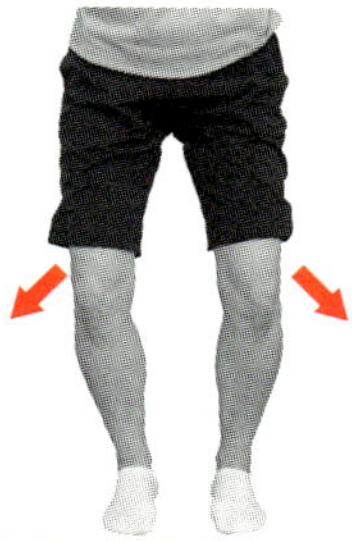

6

ケア・ウォーキングの重要動作①
ひざを正しく曲げる

痛みがなくなるひざの曲げ方のポイントは2つ！

1つ目は、ひざを曲げる向きです。

前述のとおり、できるだけ「足先と同じ方向にひざを曲げること」です。

2つ目は「股関節を曲げてからひざを曲げること」です。

そうすることで、お尻や背筋、ももの筋肉がバランスよく働き、ねじれが起きにくくなるので、ひざへの負担を少なくすることができるのです。

ひざを正しく曲げる動作は、ケア・ウォーキングのなかでも重要な動作です。

この動きが身につけば、ひざ痛や腰痛、足のトラブルの予防になります。また、背筋や大殿筋といった姿勢を支える大きな筋肉の衰えを防いで姿勢が良くなります。

基本のひざの曲げ方

point 1 曲げる時のひざの向き

足先を正面に向けて
足先と同じ方向にひざを曲げる！

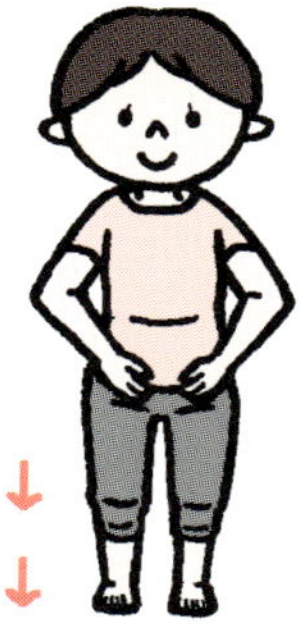

point 2 股関節を曲げてから、ひざを曲げる

1 股関節

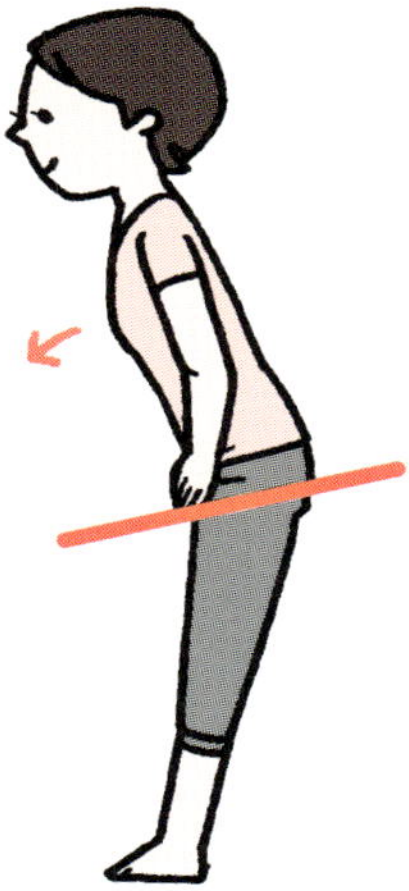

2 ひざ

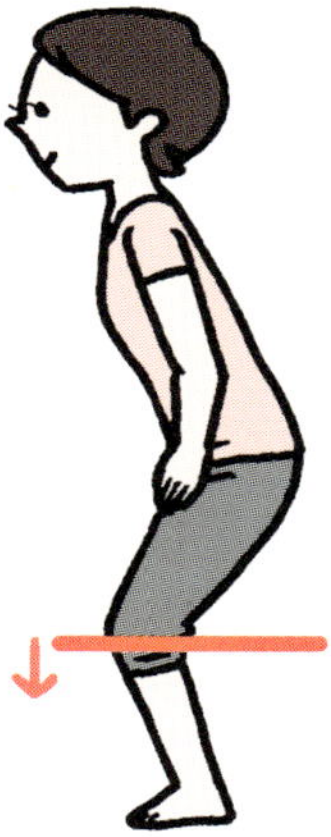

7

ケア・ウォーキングの重要動作②
こんにちは・どっこい・しょ

ひざ痛があっても筋力が弱くても、「立ち上がる⇕座る」動作がラクになる方法があります。

「椅子から立ち上がる⇕椅子に座る」動作は、日常生活でとても頻繁に行ないますが、筋力の弱った人やひざ痛がある人にとっては、とても大変な動作です。

脚力が弱ったり、ひざが痛かったりすると脚に力が入らないのでなかなか立ち上がれないため、つい立ち座りがおっくうになり、さらに脚力を弱らせてしまうのです。

また骨粗しょう症で骨が弱っていると、どすんと尻もちをついた衝撃で背骨に圧迫骨折が起きることもあるのです。脚力を弱らせず、ひざ痛を起こさず、骨折を防ぐ立ち座りの仕方を生活の中で実践しましょう。

「立ち上がる⇕座る」時の合言葉は「こんにちは・どっこい・しょ」です。

椅子から立ち上がる時にも、椅子に座る時にも大事なのは、股関節を先に曲げることです。股関節を曲げてからひざを曲げる、この順序を守るだけで、ももの前、お尻、背筋などが使われて筋力を保つことができ、ひざが痛みにくくなるのです（50ページ参照）。

椅子に座る時には、脚の付け根（股関節）に手を当てて、背中を伸ばしたまま「こんにちは」と前傾します。次に「どっこい」でお尻をうしろに引きながらひざを曲げてお尻を座面に乗せます。最後に「しょ」で前傾していた体を起こします。

椅子から立ち上がる時は、脚の付け根に手を当てて、まず「こんにちは」で前傾し、「どっこい」でお尻を上げ、「しょ」で体を起こします。

こうすれば、骨盤がまっすぐになるので、とてもきれいな姿勢になります。

多くの方は、しゃがむ⇔立ち上がる時に、股関節を曲げることを意識せず、背中を丸めるようにしています。この動作がお尻や背筋を弱らせてしまうのです。

一日何回椅子に座ったり立ち上がったりするでしょうか。そのたびに「こんにちは・どっこい・しょ」を意識して、筋力を落とさず、痛みを起こしにくい体をつくっていきましょう。

こんにちは・どっこい・しょ

椅子から立ち上がる編

step 1

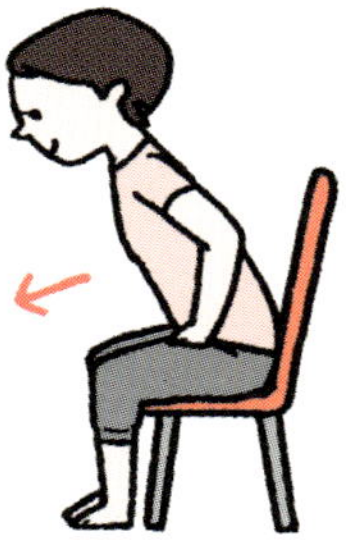

「こんにちは」で、
股関節に手を当て、背中を伸ばしたまま前屈する。

step 2

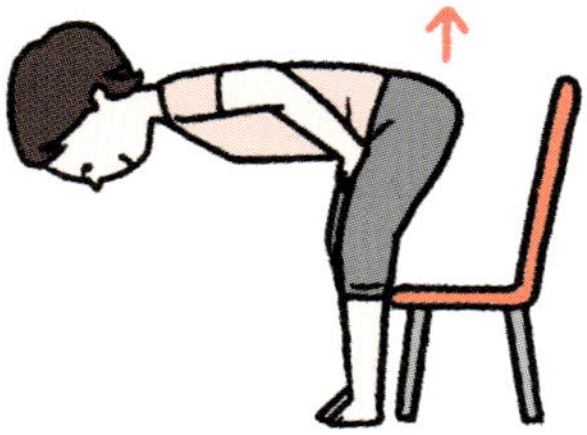

「どっこい」で、
ひざを伸ばしてお尻を上げる。

step 3

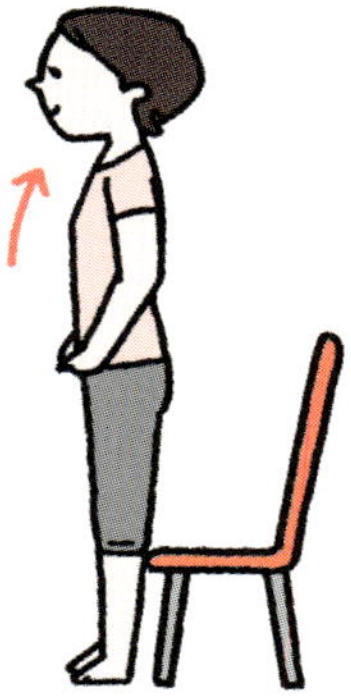

「しょ！」で、
体を起こす。

point

「こんにちは・どっこい・しょ」は、ももやお尻、背筋など多くの筋肉を使うので、立ち座りがラクになり、下半身の筋力のエクササイズにもなります！

椅子に座る編

step 1

「こんにちは」で、
股関節に手を当て、背中を伸ばしたまま前屈する。

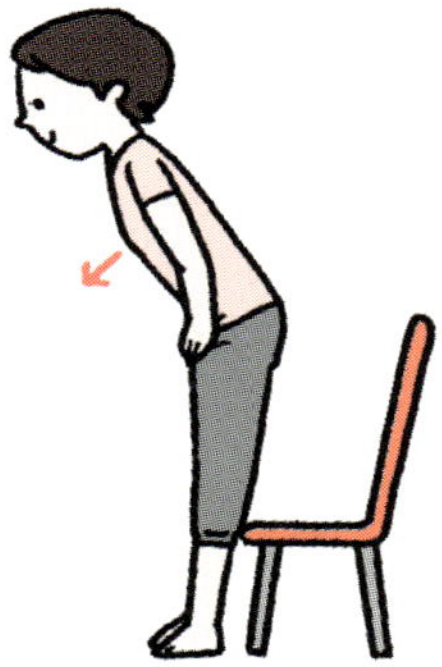

step 2

「どっこい」で、
ひざを曲げてお尻をうしろにつきだすように腰を下ろす。

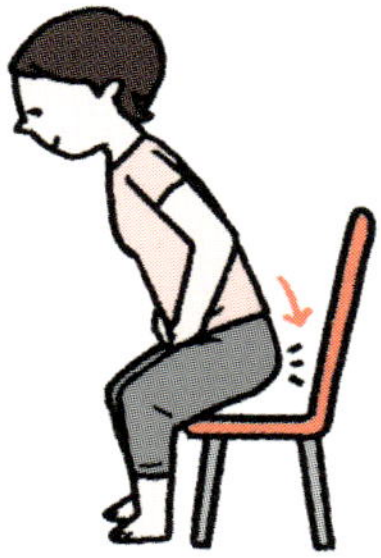

step 3

「しょ！」で、
体を起こす。

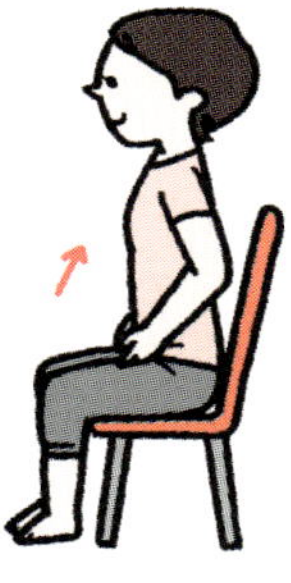

ラクにできる しゃがむ⇔立ち上がる動作

草むしりなど、長時間にわたる中腰姿勢

step 1

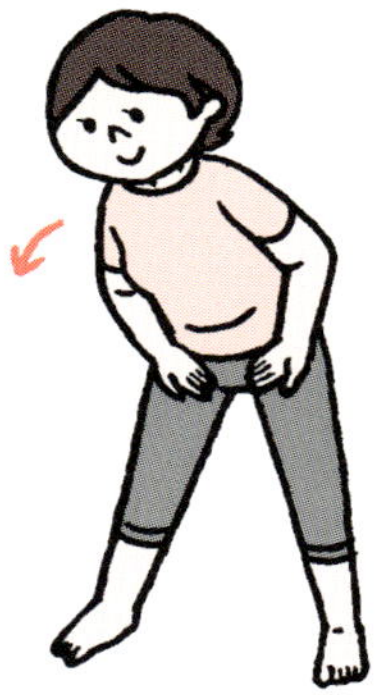

脚を大きく開いて立ち
「こんにちは」で、前傾する。

step 2

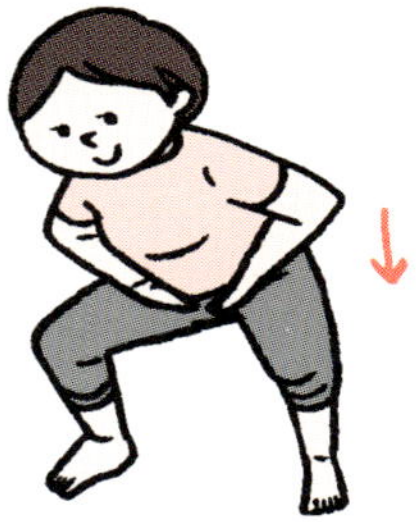

お尻をうしろへ引いて、
ひざを曲げる。

step 3

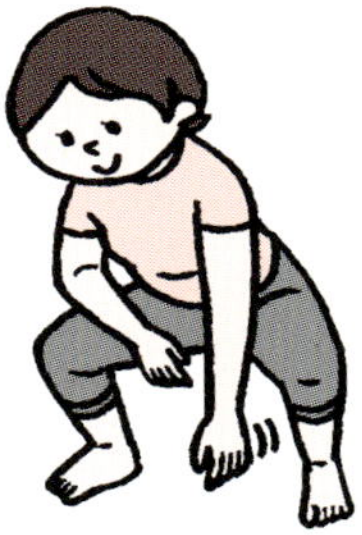

前腕をももに乗せておくと
支えになるので、
反対の手は自由になる。

point

中腰の姿勢をとる時に、「こんにちは」をしてからひざを曲げてみてください。とてもラクに中腰がキープできますよ！

深くしゃがんだところから立ち上がる時

step 1

手で足首を持つ。

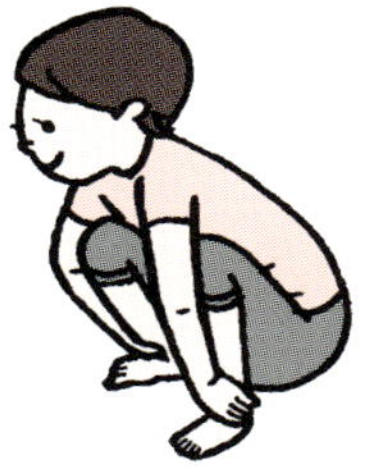

step 2

お尻を上げる。

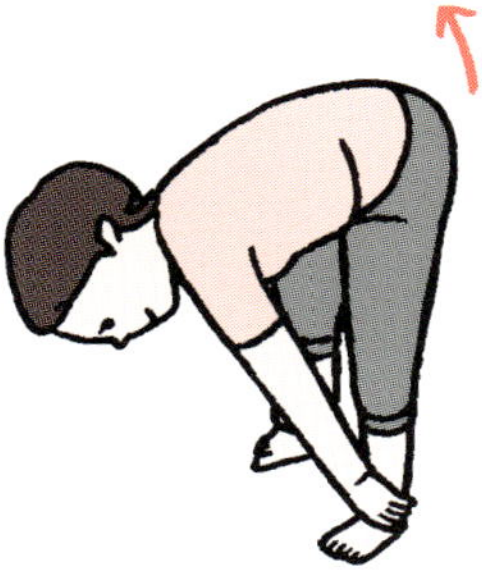

step 3

そのまま起き上がる。

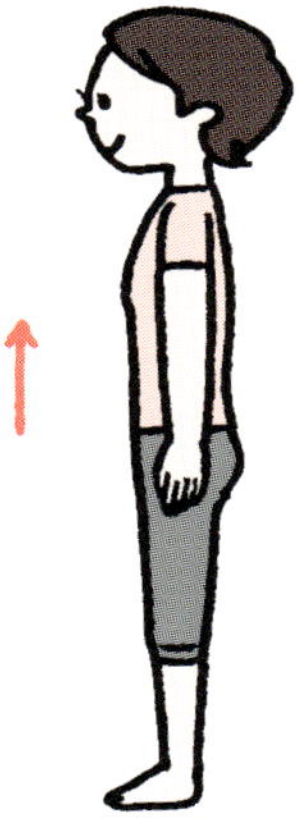

point
和式トイレや草むしりの時に、立てなくて困ったことはありませんか？
この順番でやればラクに立ち上がることができますよ！

8 「足」は体の土台

ヒトの骨格を積み木のようにイメージしてみましょう。

積み木を組み立てた時、下のほうの積み木が1つでも右にずれていたら、バランスをとるために、上の積み木を左にずらさなくてはいけません。

足は片足で28個の骨で構成されています。両足56個の骨の積み木の台の上に数十キロもの体を乗せて歩いているのです。ですから、積み木と同じように足にトラブルが起こると他の部分にゆがみが起こり、それをカバーしようとして、ひざや股関節、腰、肩、首に影響が及びます。体の土台である足がはたらくようにしておくことは体づくりの基本です。

まず意識してほしいのは、足の指を5本ともしっかりと地面につけることです。

すると、自然におなかに力が入ります。指を浮かせてみると、おなかに力が入りにくくなります。

外反母趾や浮き指などで地面に指がついていないと、体幹の筋力がうまく動かず上半身が反りすぎたり、下腹ポッコリの原因になったりします。これが38ページでも紹介した「下腹ポッコリタイプ」と「胸張りタイプ」です。つまり、足の指が姿勢を決めているとも言えるわけです。

足には3つのアーチがあります。

3つのアーチ（弓形構造）が足を立体的にして、足にかかる体重を支える梁《はり》になったり、前に足を進めるバネになったり、足にかかる衝撃を吸収する装置になったりしています。

1つ目のアーチは足裏の内側。親指の付け根からかかとにかけての部分です（図の①部分）。

2つ目のアーチは足裏の外側。小指の付け根からかかとにかけての部分です（図の②部分）。

3つ目のアーチは足裏の横。親指の付け根から小指の付け根にかけての部分です（図の③部分）。

これらのアーチ（弓形構造）をつくっているのは足の骨と腱、じん帯、筋肉です。

立ち方や歩き方のクセが、このアーチをつぶし、疲れやすい足にしてしまいます。次のページの方法で、立ち方と足の関係を感じてみましょう。

◎足の構造　3つのアーチ

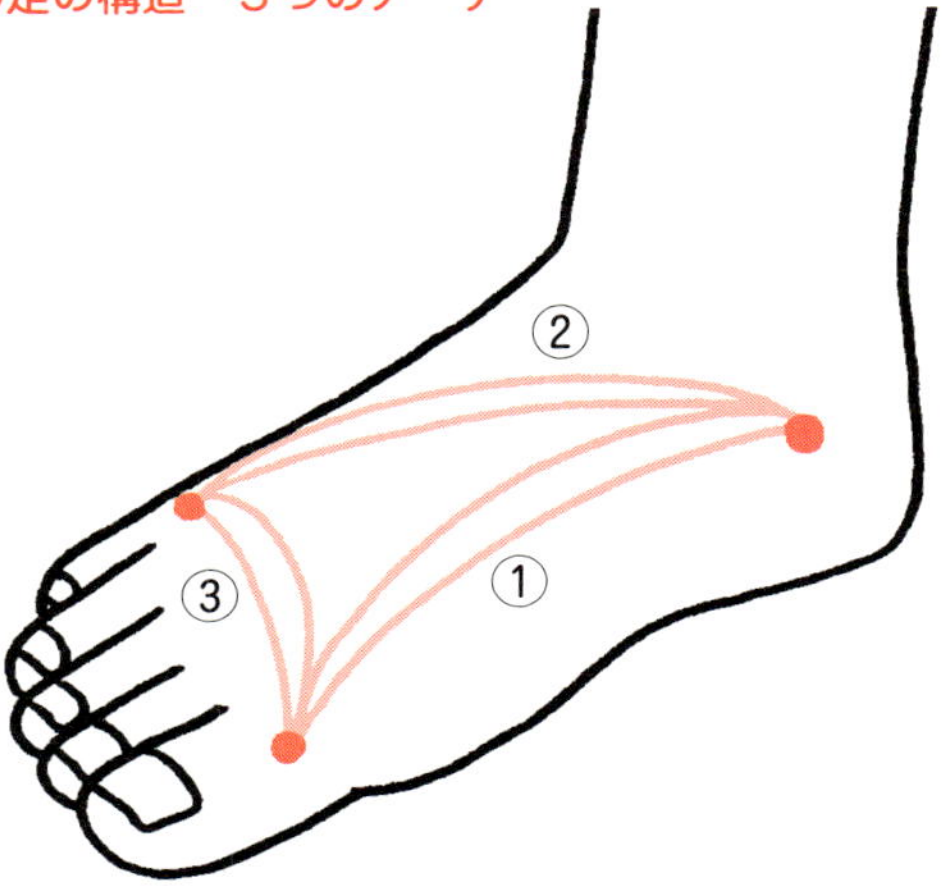

足の指のはたらきを体感してみましょう

step 1 足を肩幅に開いて立ちます。

step 2 両足の小指を軽く浮かせてひざを曲げてみてください。

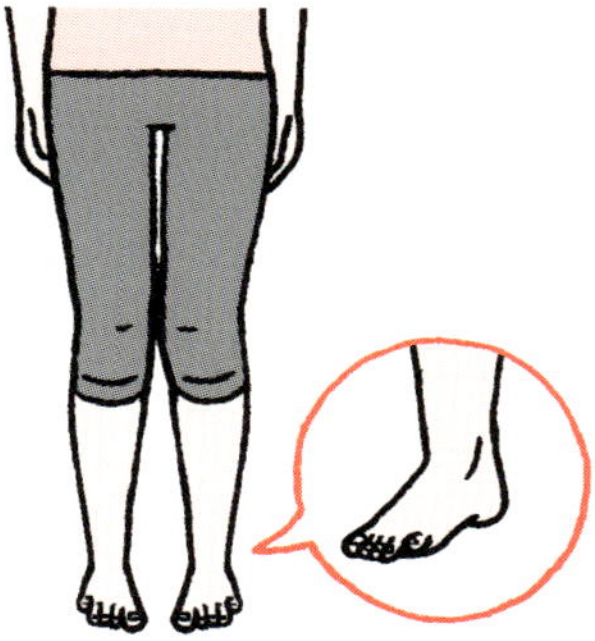

親指の付け根に体重がかかり、ひざが内側に曲がります。土踏まずで地面を踏むような感覚があると思います。59 ページ図の①のアーチをつぶしてしまいます。
この姿勢が続くと外反母趾や扁平足、ひざ痛などが起こりやすくなります。

step 3 両足の親指を浮かせてひざを曲げみてください。

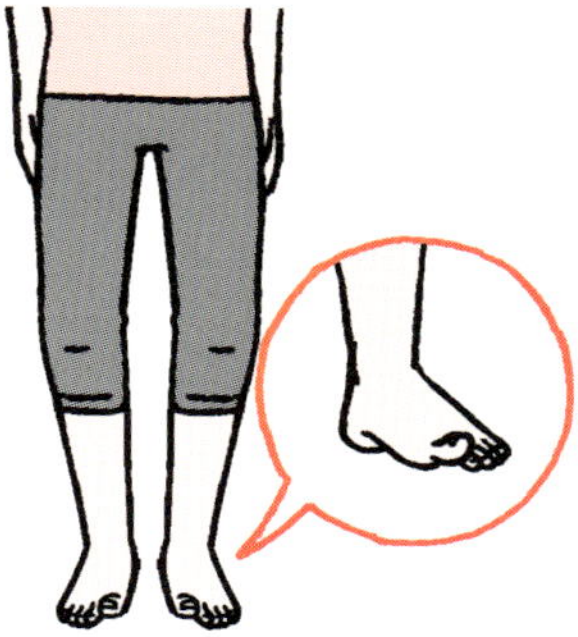

ひざが外向きに曲がることがわかります。59 ページ図の②のアーチをつぶしてしまいます。
このクセがあると、O脚や、ハイアーチ（凹足《おうそく》）になりやすく変形性ひざ関節症のリスクを高めます。下腹ポッコリ姿勢にもなりやすく、猫背にもなります。

【結論】

両足の指がきちんと地面についていることは、
ひざ痛・股関節痛・腰痛を防ぐためには、とても大切！

足の爪のこと、気にしていますか？

足の親指の爪を前側からよく見てください。きゅっと巻き込んでいたら巻き爪や陥入爪《かんにゅうそう》です。痛まないからと放っておくと、いずれひどくなって治療を要することにもなりかねません。

爪というのは、指先に力が入るように皮膚が固く変化したものです。左右に巻き込むように生えてきますが爪の裏側（指の腹）に体重が乗ることでなだらかになる仕組みです。ですから指の腹が着地していないと左右からの巻き込みが強くなるのです。

小指は寝指（横向き）になっている方が多いです。さらに小さな爪がちょっとしかなければ、靴が合っていないことと立ち姿勢や歩き方のクセに原因があります。

ケア・ウォーキングでは、足の皮膚のトラブル（魚の目やたこなど）、骨の変形（外反母趾など）とともに、爪の健康までが、総合的に考えるべき問題と捉えています。

そこで、おすすめしたいのは足のエクササイズです。

とくに、「足首と甲伸ばし」「足首反らしとアキレス腱伸ばし」「足首回し」（１０２～１０３ページ）は、足のトラブル予防や痛みを出にくくする効果があります。姿勢改善にもおすすめです。

その他のエクササイズをする前、足のむくみを感じる夕方、朝出かける前などに取り入れてみてください。

足の体操とその効果チェック

足の体操

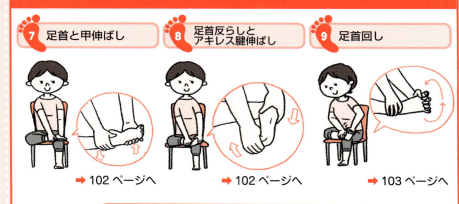

7 足首と甲伸ばし

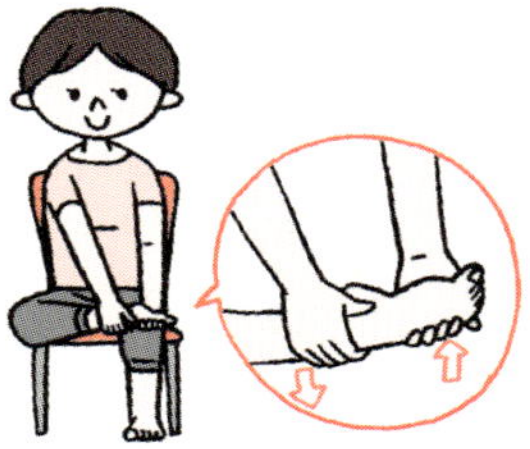

➡ 102 ページへ

8 足首反らしとアキレス腱伸ばし

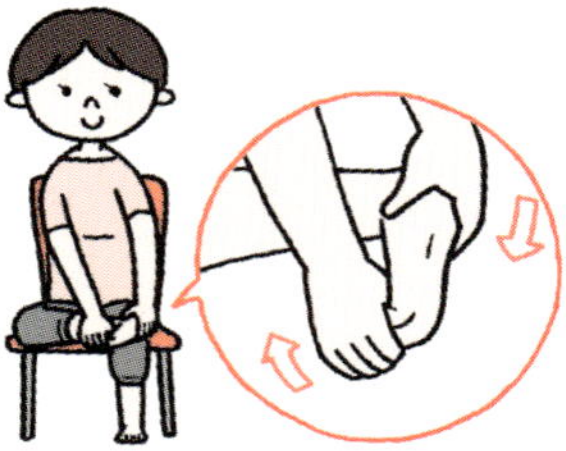

➡ 102 ページへ

9 足首回し

➡ 103 ページへ

足の体操の効果を確認しましょう

1 立った姿勢で安定感が増しましたか？

［効果］

左右の足に体重が均等にかかり、横へ倒れにくく安定します。

2 足の指が地面についている感じがわかりますか？

［効果］

５本の指の腹が、全部下りやすくなり、地面を支える力が強まります。

3 体がすっと伸びるような感じがありますか？

［効果］

足裏は地面につき、体が自然と起き上がります。

第3章

ケア・ウォーキングの歩き方

人それぞれに、歩き方のクセがあります。
なかには、痛みの原因にもなりかねないクセもあります。
自分の体に合った「ケア・ウォーキング」で
痛まず、健康に、美しく、歩き続けてください。

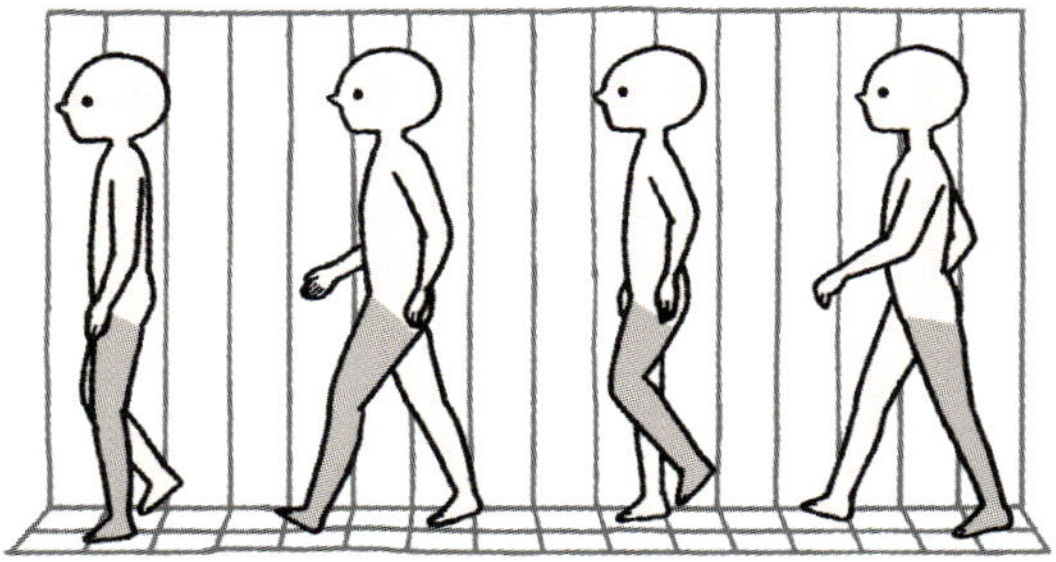

1 「歩く」ってどんな動作？

毎日なにげなく行なっている「歩く」という動作を分析してみましょう。

歩こうとすると、おなかからももにかけての筋肉が働いて脚が前に出ます。同時にうしろの脚は地面を押し出すようにつま先が地面から離れて、前の脚のかかとから着地し、体重が乗っていきます。うしろの脚は軽くひざが曲がって前に引かれ、次の一歩となって着地します。この連続で歩行という動作になっていきます。

運動生理学の研究者だった阿久津邦男教授は、歩行は４つの動作を１つの周期として、左右交互に繰り返すことで行なわれると解説しています（左ページ図）。

①うしろ脚蹴り出し

まずは、うしろの脚で地面を押しながら、重心を前にかけ、前にある脚のかかとから着地します。

②蹴り出し引き寄せ

◎歩行周期（蹴り出しから着地まで）

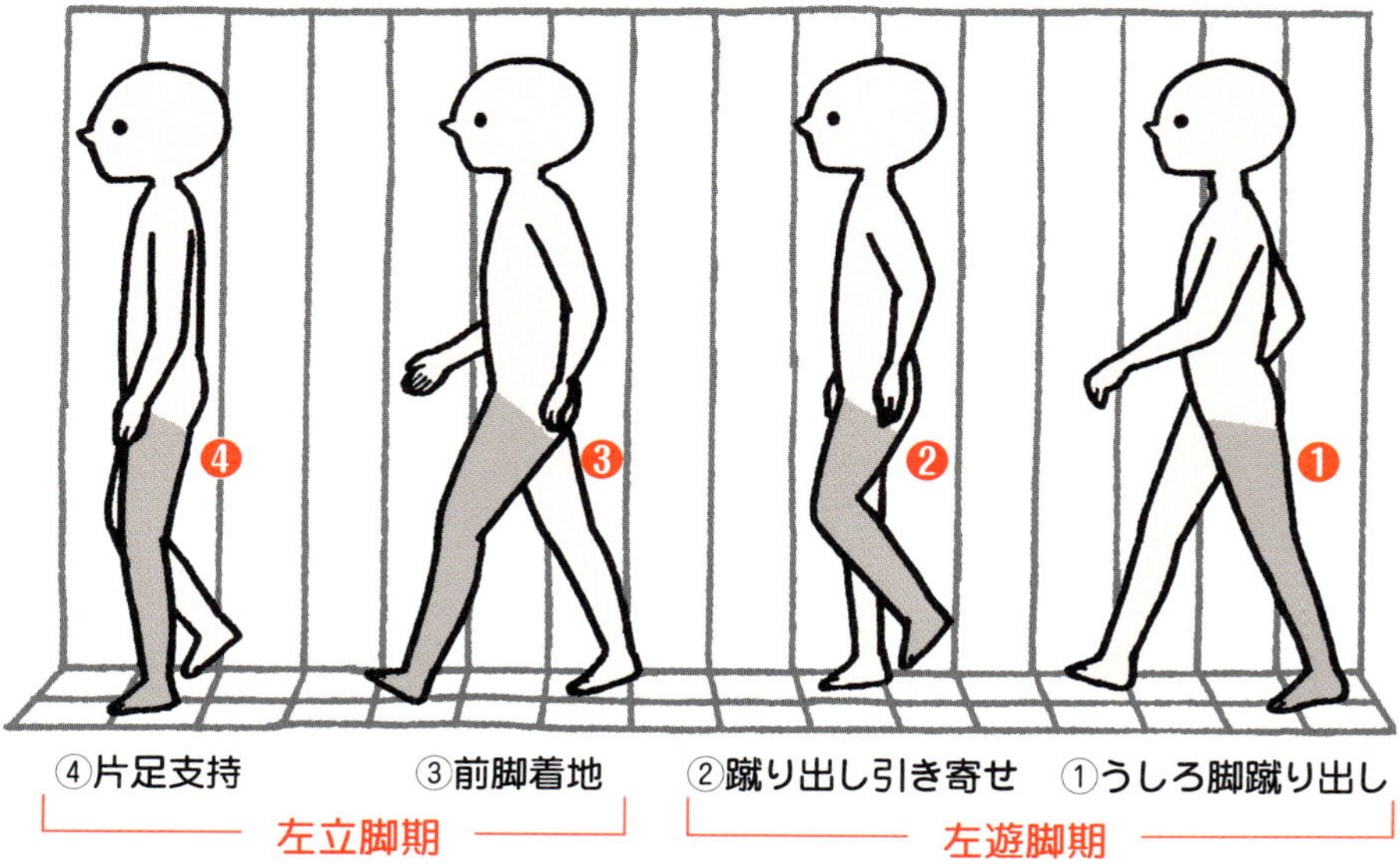

次に、着地したほうの足裏全体に体重が乗り、うしろの足は親指が最後になるように地面から離れていきます。ひざを軽く曲げた状態で引いてきて、反対側の脚を越えます。

③前脚着地

その脚が前に着地します。

④片足支持

うしろ脚で蹴り出して前の脚に完全に体重が乗り、片脚で支持します。

この時、反対の側はひざを軽く曲げた状態で前に引いてきて、次への着地につながっていきます。

2

ケア・ウォーキングの歩き方

歩くという動作は片脚立ちの連続です。

前ページの歩行周期からも、それがわかると思います。

右脚で片脚立ちをしている間に左脚が浮いて前に脚を出しているわけですから、片脚立ちできる時間が長い人のほうが歩幅を広げやすくなります。片脚で立てる時間が短かったら、おのずと歩幅が狭くなり、ちょこちょこ歩きになったりすり歩きになったりします。

ですから、ロコモティブシンドロームの予防で重要視されているのがバランス能力なのです。片脚立ちできるバランス感覚や筋力を保つことが、いつまでも歩ける体づくりに大切なことなのです。

ウォーキングのフォーム（歩き方）は目的によって異なります。

大まかに分けると、体力を温存したいのか、エネルギーを使いたいのかです。

前者は登山、トレッキングや遠くまで歩かなければならない移動などで、できるだけ省エネで疲れないように長い距離を歩きたい時の歩き方です。ですから、歩幅は狭め、あまり脚を上げないで、うしろ脚で蹴るという動作はしないほうが良いわけです。

後者は健康のための歩き方です。健康維持向上のためには、歩幅は広く、速度は速く歩くのが良いわけですので、しっかり脚を出し、筋肉をたくさん使って心臓や肺にも負荷をかける歩き方が良い歩き方ということになります。

体力をつけるには、早歩きが効果的です。

心臓や肺の機能が落ちたり、筋力が弱ってくると、歩くスピードは遅くなっていきます。体力の衰えを予防するためには、3分でも5分でも良いので、日々の歩く動作のなかで早歩きを取り入れましょう。息が切れたらゆっくり歩いて、また落ち着いたら速く歩くという風にすることで、じょじょに速く歩く体力がついてきます。

速く歩くにも、やはり姿勢が大事です。

歩く時には、重心を前にかけることで体が前に進んでいくのですが、そうすると体を曲げてしまいがちです。立ち姿勢の基本をつくって（39～43ページ参照）、おへその下に力を入れて歩きます。

体が倒れすぎることに気がつき、胸を張って良い姿勢にしようとする人がいます。しかし、反対に体が反りすぎてしまって、結果として「下腹ポッコリタイプ」や「胸張りタイプ」（38ページ参照）になっているという方もかなり多くいます。

胸を張りすぎたり体を起こしすぎたりすると、重心がうしろにかかってしまうので、頑張って脚を動かしてもなかなかスピードが出ませんし、腰を痛める元になります。姿勢が良すぎるのも良くない姿勢なのです。

70ページの図が、ケア・ウォーキングで考える理想的なフォームです。

ケア・ウォーキングのフォーム（歩き方）は、できるだけナチュラルに、良い立ち姿勢で確認した正しい体のアライメントを保ったフォームを目指します。ここで大切なのは、こんな形になっているといいなということです。これを一つずつ意識するのではありませんし、できないからダメということではありません。

関節が痛んだり、疲れて長く歩けないような悪いクセを取り除いて、フォームを直し、自然に良い歩き方ができるようにしたいのです。

ポイントは、次の６つです。

①腕振り　平行に振る。前後の幅がだいたい同じくらいになる

②脚　蹴り出した瞬間にひざがスッと伸び、左右の脚が「人」の字に見える

③着地　つま先が上がり、かかとの少し外側から着地する

④蹴り出し　親指、人差し指が最後に地面から離れる

⑤姿勢　背筋を伸ばし、正しいアライメントを自然にキープできるように

⑥顔と目線　顔は前を向いて、視線は自由でＯＫ

ナチュラルに良い歩き方ができるようになったら、速歩にしたり、さまざまなウォーキングに応用していただければ良いと思います。まずは、自分のクセを知り（76ページ参照）、生活の中での歩き方を直したり、そのクセを抜くようにエクササイズしたりして、良いフォームをしっかりと体に覚えさせていきたいものです。

ケア・ウォーキングは、スムーズに脚が運ばれることを、重要に考えています。

ケア・ウォーキングが目指す脚運びは、横から見ると足が「人」の字になっている瞬間があることです。65ページの歩行周期でいうと、①から②の間になります。①で、前の脚に重心が乗って、うしろ脚の親指が地面を押し切ってひざが伸びていると美しい脚運びになります。

うしろの脚が伸びているということは、前の脚にしっかり重心が乗っている証拠で、速度が上がり、歩幅が広がり、姿勢も良い、ということになるからです。

しかし、日本人の多くはこれがうまくできません。着物の特徴を見てもわかるように、大股で蹴り出していたらバサバサと裾をはだけることになってしまいますので、日本人は文化的に前に脚を出して進み、うしろ脚で大きく蹴り出すことをしてきていないのです。

しかし、身体活動量が少なくなってしまった現代では、できるだけエネルギーを使い、筋肉を使いながら歩きたいので、「人」の字になるような歩き方を意識するのが良いと考えています。

ケア・ウォーキングの理想的なフォーム

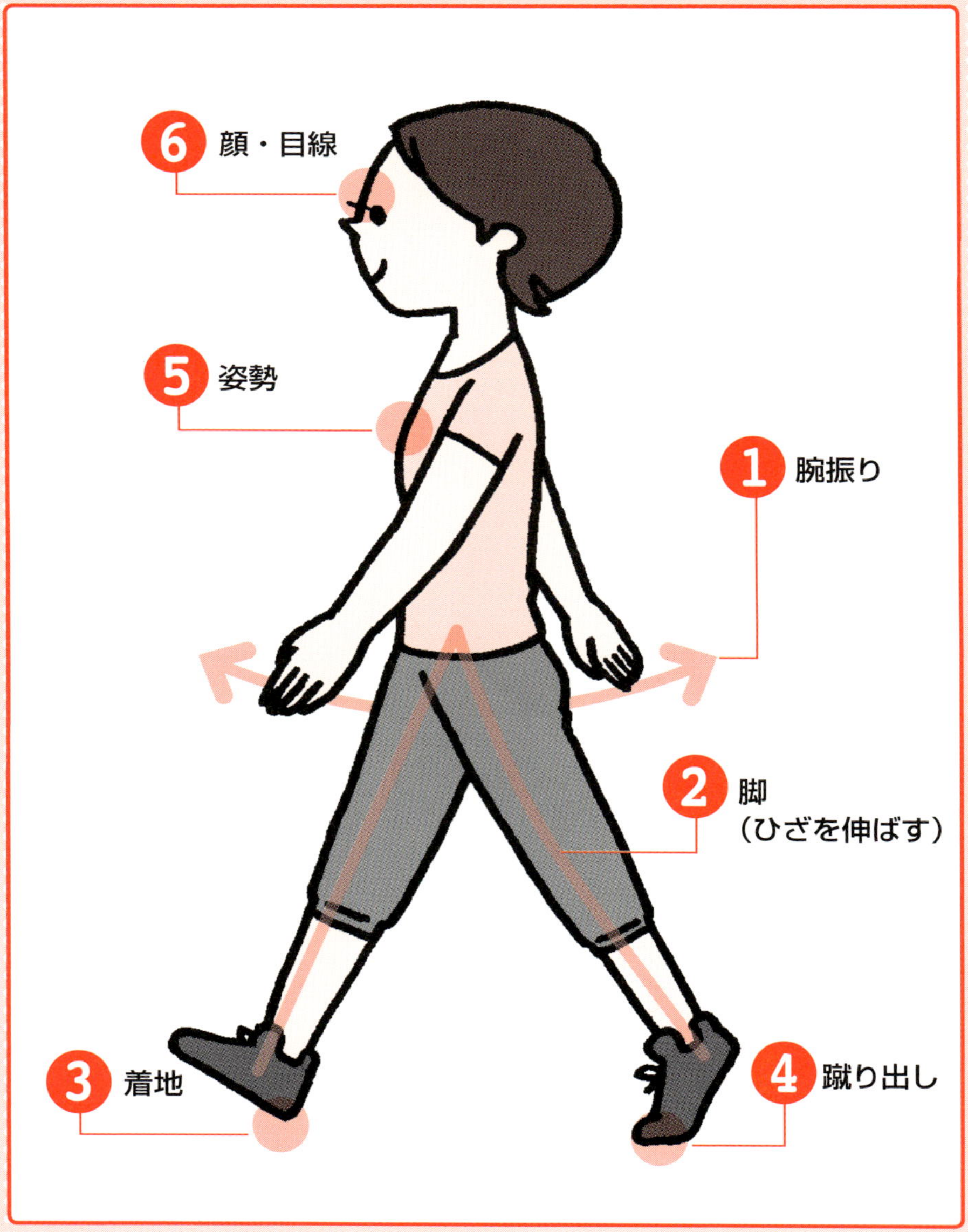

理想的なフォームのポイント

1 腕振り

- ★前後の幅がだいたい同じくらいになるのが良い
- ★前に高く上がると重心がうしろに倒れ、進みにくく腰に負担がかかる
- ★体に対して平行に、体からあまり離さないで振ることで姿勢が良くなり脚が前に進みやすくなる

2 脚

- ★蹴り出しの時に、左右の脚が「人」の字に見える
- ★ひざが着地の時に伸びる

3 着地

- ★つま先が上がり、かかとの少し外側から着地する

4 蹴り出し

- ★親指、人差し指が最後に地面から離れる
- ★歩幅を広げたり早歩きするときは足先でしっかり押し出す

5 姿勢

- ★胸は猫背でなく、張りすぎない、正しい姿勢をキープしたい

6 顔・目線

- ★顔は前を向いて、視線は自由で良い
- ★顔が下を向くと、猫背になるか逆に胸を張ってしまう

CARE WALKING COLUMN

歩隔と歩行角

自分が歩く方向に直線を引いて、その線を挟むように歩きます。両足の着地点の幅を「歩隔《ほかく》」といいます。

ファッションショーに出演するモデルさんは、平均台の上を歩くように、一直線上を歩いています。このような歩き方は、骨盤を支える筋肉群が相当強くなければできません。しっかりエクササイズをし、鍛えていないと、形だけまねをしても、お尻が横揺れして腰痛などの痛みが起こってしまいます。

つま先がどのくらい開いているかを「歩行角」といいます。親指がまっすぐな方向に蹴り出すことができる理想的な角度は7～13度程度といわれています。

足先を広げすぎたり内向きになったりすると、ひざや股関節に負担がかかり、外反母趾や爪の変形の原因にもなります。内股は、O脚の人や着物を着ている女性だけでなく、スポーツをしている男性にもしばしば見られます。

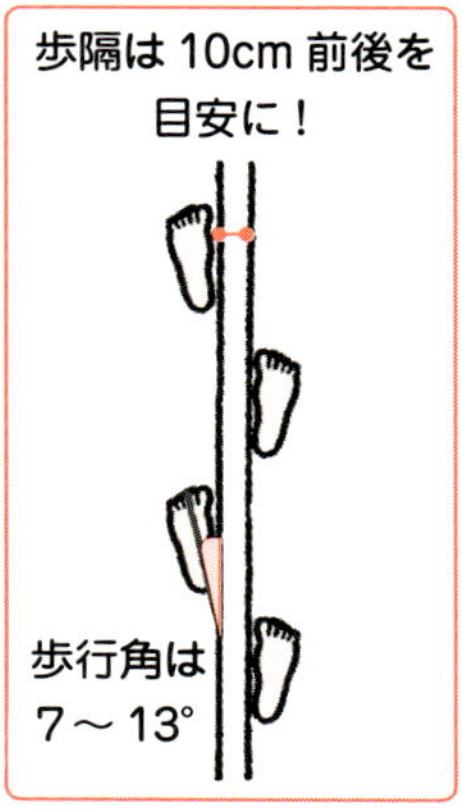

3 ケア・ウォーキングの肝は腕にあり！

歩くことは、本来、自然に、そして無意識にできる動作です。

それなので、こんなに多くのポイントを意識しようとすると、ぎこちない動作になってしまいます。それは目標ではありません。

ほとんどの方は、ゆがみがあったり体が痛かったりするので、理想的な歩き方はあくまでも理想です。でも、近づくことをすればよいわけです。

そのために、意識することはまず一つにしましょう。それが「腕振り」です。

私は、腕の振り方を意識しておくことで、脚の運びも正しくなると考えています。

これまでに多くの方の歩き方を見てきて、私は、ある共通点に気がつきました。

それは、腕と脚の動き方が連動しているということです。そもそも、ヒトの体は4足歩行から進化して2足歩行になったと考えられています。もともと前脚であった腕の動きがうしろ脚である脚の動きを誘い、連動して動作するのです。

腕を前に振った時に、体の幅よりも狭くなる人は、必ずと言っていいほどひざも内側に寄って

◎腕は平行に、ややうしろに意識する！

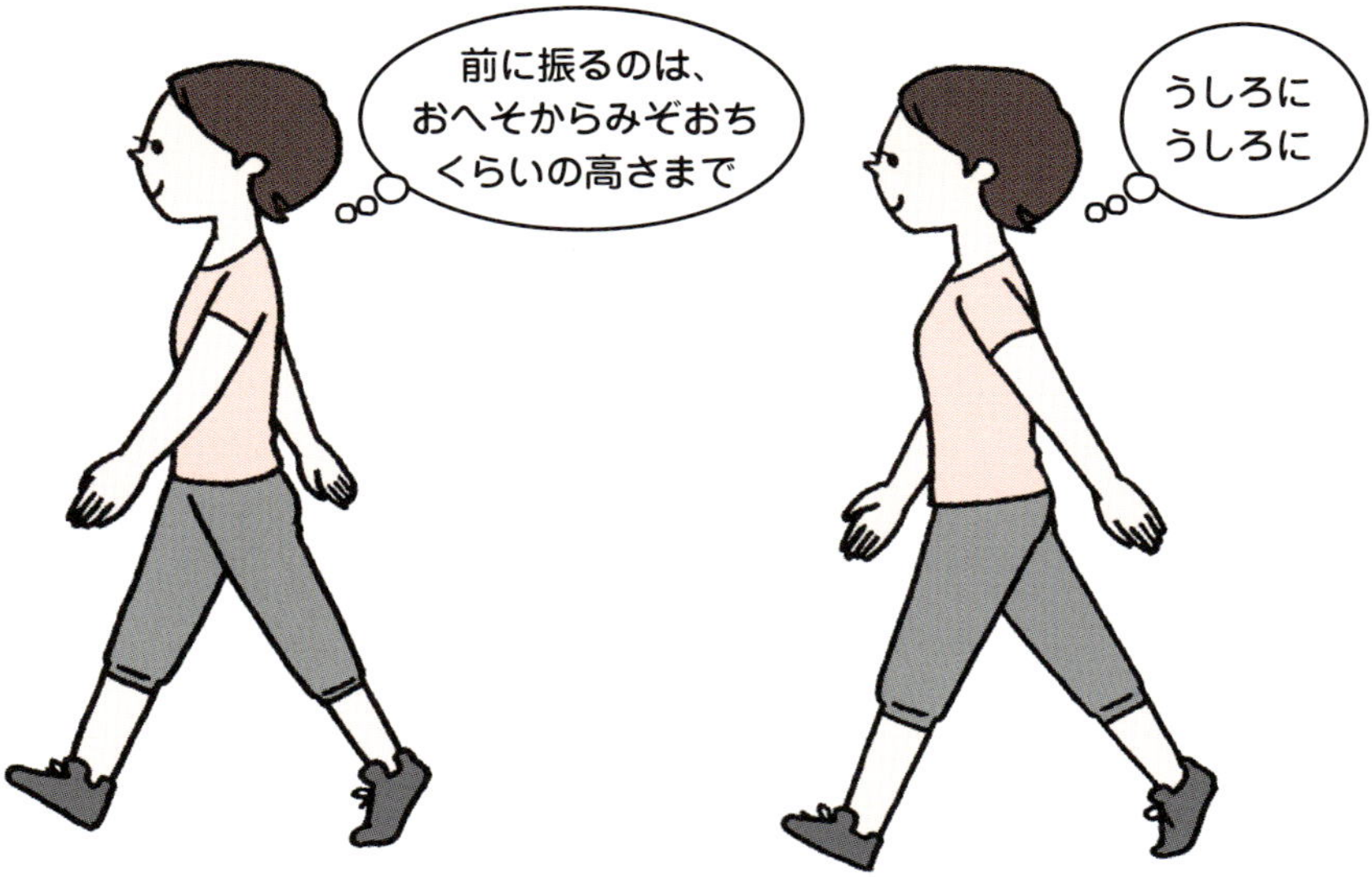
前に振るのは、
おへそからみぞおち
くらいの高さまで
うしろに
うしろに

きて、お尻が左右に振れるモンロー・ウォーク（79ページ参照）になっています。

逆に、前で左右に広げる方はひざが外に開くがに股になっていることが多いです。

歩くと腰が痛くなる方は、腕の振り方を見直すのがとくに効果的です。

モンロー・ウォークの人は、歩隔（72ページ参照）が狭まり、一直線を踏むようになるので、反対の足につまずいたり、腰幅が広がったり、腰痛も起こりやすくなったりします。

また、腕を前に大きく振り上げすぎている人も腰痛になりがちです。腕を大きく振ると、体は起き上がります。一見良い姿勢に見えますが、重心はうしろにかかるので前になかなか進まなくなり、腰に負担がかかるのがわかります。反り腰、下腹ポッコリタイプの方が陥りやすいのです。

腕を左右が平行になるように、指先がももに軽く触れる程度の幅で振ることで、脚が内側に回り込んだり、外に広がったりしにくく、まっすぐに出るように修正されます。

前への腕振りは、おへその高さ程度までにして、思い切ってうしろに意識して振ってみると、どうでしょう。体がまっすぐになり、やや前に重心がかかるため、前に進みやすくなるのです。

普段歩くときは、カバンや買い物袋など、手に荷物をもっていることが多いと思います。そうした時は、空いているほうの手だけを振りましょう。3～5分経ったら、左右持ち替えて、反対の手を振るようにすれば、腰への負担は軽くなります。

腕振りができたら、もう一つ。

おへそのあたりをキュッと引っ込めるように意識してみてください。

◎正面から見ると……

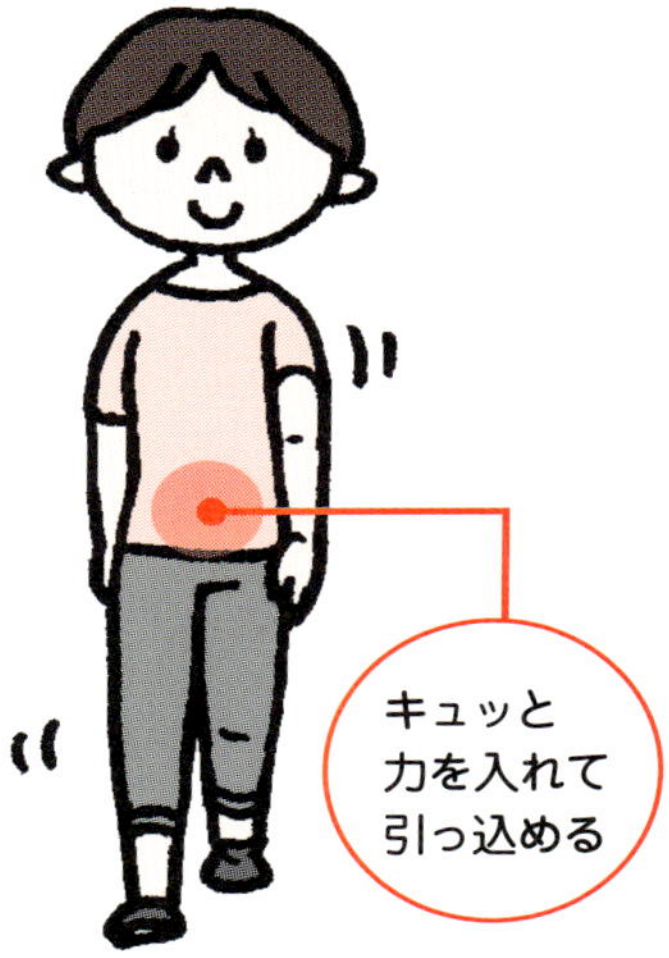

そうすると、腹筋のインナーマッスルが使われやすくなり、脚がおへそのあたりから伸びているような感じになります。骨盤が前後に動き、歩幅が自然と広くなり、横から見ると「人」の字に見えるスムーズな歩き方になります。

脚を前に出す時に「ももから脚を出す」と意識するのも効果的です。

歩き方のクセとクセ直しのアドバイス

歩き方のクセは、痛みや不調のもとになります。いずれも「腕を平行に、ややうしろに」振るようにすることで改善しますが、タイプ別の腕振りの直し方があります。

1 がに股歩き

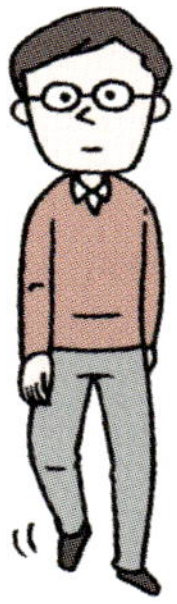

改善法は、77ページ

足先もひざも外へ向いた歩き方

2 O脚歩き

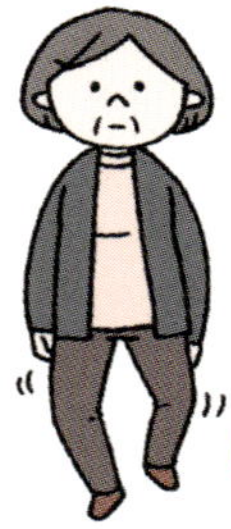

改善法は、78ページ

O脚で体が左右に揺れる歩き方

3 モンロー・ウォーク

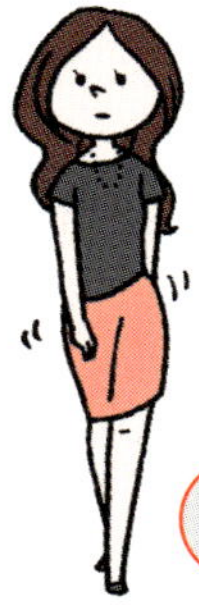

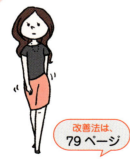

改善法は、79ページ

腰が横に振れる歩き方

4 アニメ歩き

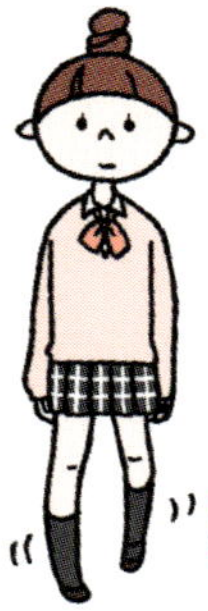

改善法は、80ページ

内股で、脚を回し込むような歩き方

1 がに股歩き

[特徴]

腰が落ちて、足先もひざも外へ向き、ひざを曲げたままのような歩き方です。

腕が前で広がるように振れているので、連動してひざがななめに出やすくなっています。

男性に多い歩き方ですが、女性でもときどき見られます。

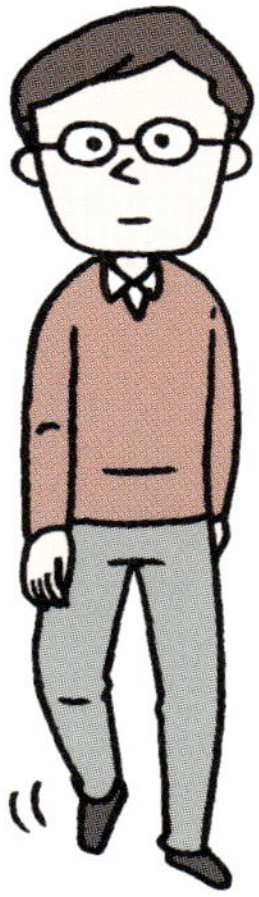

[この歩き方を続けると……]

- ★ももの内側の筋肉（内転筋）が弱くなり、足を閉じることができなくなる。
- ★お尻の筋肉も衰えてくるので腰が丸くなる。
- ★太ももの裏の筋肉（ハムストリングス）がかたくなって弱ってしまうと、腰がさらに丸くなっていく。
- ★将来的に尿もれや、ひざや腰を痛めやすい。

クセ直しのアドバイス

腕振り

・姿勢を正しくし、腕がななめに振れているので、うしろを狭く、前を広げてまっすぐにする。
・腕をうしろに振ることを意識して歩く。

エクササイズ

[歩く前に行なうこと]

ふくらはぎと脚の付け根伸ばし……107ページ
ギューッパッ……116ページ

[ふだんからやっておきたいこと]

ふくらはぎ伸ばし……105ページ
すね伸ばし……105ページ
お尻伸ばし……107ページ
お尻締め背伸び……108ページ
うしろ脚上げ……112ページ

2 O脚歩き

［特徴］

O脚が強い人に多く、足が外から内に回って着地するような歩き方です。高齢になると、上半身が大きく左右に揺れて不安定になります。

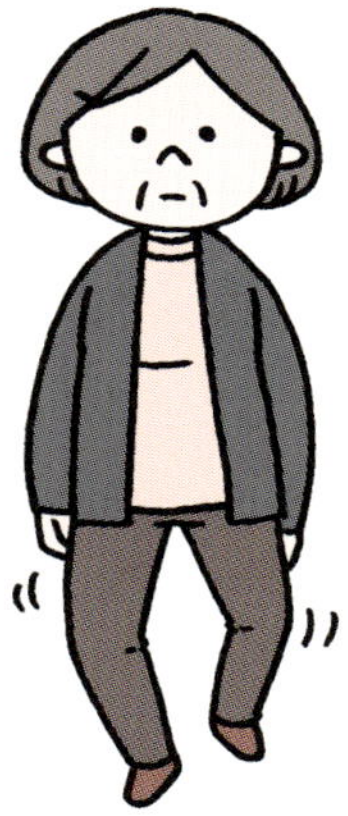

［この歩き方を続けると……］

★内転筋が弱ってO脚が強まる。
★外に重心がかかり、凹足、変形性ひざ関節症が起こりやすくなる。
★猫背になりやすくなる。

クセ直しのアドバイス

腕振り

・姿勢を正しくし、腕が体から離れて振れているので、体のすぐそばを平行に、前後に大きめに振るように意識する。

エクササイズ

［歩く前に行なうこと］

股関節回し……110ページ
ギューッパッ……116ページ

［ふだんからやっておきたいこと］

お尻伸ばし……107ページ
お尻締め背伸び……108ページ
座ろうかなスクワット…109ページ
前への脚上げ……111ページ
ゆるゆる屈伸……113ページ

3 モンロー・ウォーク

［特徴］

腰が横に振れてしまう歩き方です。筋力が弱くクネクネした感じの人と、ダンサーのように筋力が強い人の２つのタイプがあります。

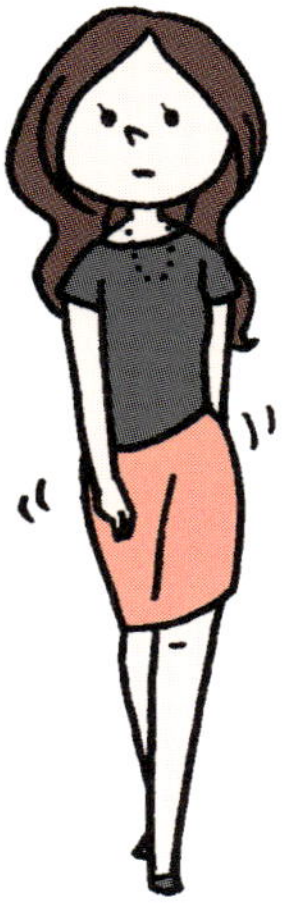

［この歩き方を続けると……］

★ひざが内側に曲がりやすく、着地が土踏まず側に乗って反り腰になるため、外反母趾などの足のトラブルや腰の痛みを起こしやすく、体幹が弱りやすい。

★ひねりながら歩くのでウエストはくびれるが、お尻が横に大きくなりやすい。

クセ直しのアドバイス

腕振り

・姿勢を正しくし、腕が前に振った時にせまく、うしろで左右に開くので、まっすぐに振るように意識する。

エクササイズ

［歩く前に行なうこと］

脚振り……………………111 ページ

ギューッパッ……………116 ページ

［ふだんからやっておきたいこと］

股関節回し………………110 ページ

前への脚上げ……………111 ページ

原始人歩き………………114 ページ

4 アニメ歩き

[特徴]

足を少し広げて内股にし、股関節を前に出すようにした立ち姿勢が若い女性の間で流行っています。10 ～ 20 代女性に人気の雑誌で、多くのモデルたちがこの立ち方をしています。この立ち姿勢のまま歩くので、内股で脚を回し込むような歩き方になります。

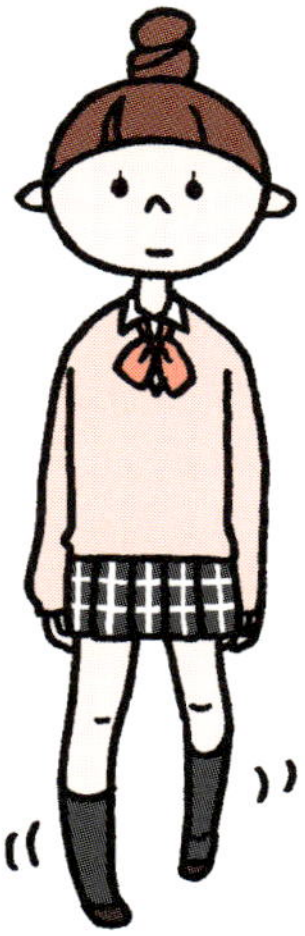

[この歩き方を続けると……]

★成長過程にある若い人がこうした悪い姿勢と歩き方を身につけてしまうと、体がゆがんでしまう恐れがある。
★大殿筋が弱るので、腰痛になりやすい。
★O脚が強まる。
★冷え症になりやすい。

クセ直しのアドバイス

腕振り

・姿勢を正しくし、おへそに力を入れて、腕をうしろに振ることを意識する。

エクササイズ

[歩く前に行なうこと]

ギューッパッ……………116 ページ
左右背伸び……………117 ページ

[ふだんからやっておきたいこと]

座ろうかなスクワット…109 ページ
前への脚上げ……………111 ページ
うしろ脚上げ……………112 ページ
原始人歩き……………114 ページ

5 「ケア・ウォーキング・プログラム」をつくろう

運動の目的をはっきりさせて、運動プログラムを考えてみましょう。

私が提唱する「ケア・ウォーキング」は、いつまでも「痛まず・健康で・美しく」人生の最後まで自分の脚で歩き過ごすことを目的としています。今歩くこと、これからも歩ける体でいられるようにすることです。

食事の献立と同じように、運動も自分に必要な種目を適切に組み立て、自分なりのプログラムをつくることが大切です。体の状態に合わせて、関節や筋肉を守るための筋トレやストレッチも含めた体づくりができるような運動プログラムを組み立てます。

歩いていると腰が痛い、ひざが痛んで階段を下りるのがつらい、魚の目やたこが治らないなど、改善したいことを見つけて、オリジナルのケア・ウォーキング・プログラムをつくりましょう。

プログラムを考えるのは、お弁当箱にご飯やお惣菜を選んで入れていくようなものです。

歩数や歩き方がご飯、エクササイズや筋トレがおかずです。

基準の歩数

基準となる歩数は、一日トータルの歩数が８０００～１万歩くらいです。

多くの研究で、健康のために良い歩数の目安として示されている歩数です。

歩数計をつけて歩くようにしましょう。朝目覚めたらつけるようにして、寝る前に外します。

そうすると、家の中の歩数もカウントできます。

しかし、年齢や体力、運動経験、関節痛、疾患の違いがあるので、だれにでもこの数値が最適であるとは限りません。もし、一日８０００歩歩いたら翌日はひざが痛んで外出できないというのであれば、歩数を減らして、ストレッチや筋トレなどのひざ痛を改善するエクササイズを取り入れることをしていただきたいのです。歩くこと（有酸素運動）と筋トレとストレッチのバランス（18ページ「運動の３本柱」参照）はこのようにとっていきます。

歩数の増やし方は1日1000歩ずつ

普段４０００歩歩いている方が急に８０００歩に増やすと、疲れがたまり、やる気もなくなってしまいます。そこで、歩数を増やす時は一日平均１０００歩（約10分）にしましょう。１週間の合計で考えていけばよいので、１週間で８０００歩増やすようにします。

その分関節や筋肉は疲労しますから、ストレッチをまめに行ない、姿勢チェックも繰り返しま

◎歩数記録表（見本）

曜日	日	月	火	水	木	金	土
日付	17	18	19	20	21	22	23
歩数	8202	5701	4884	8009	8013	7851	8547
週計	合計	51207		平均	7315.2		
日付	24	25	26	27	28	29	30
歩数	8871	6258	8692	9203	8012	7820	9057
週計	合計	57913		平均	8273.2		
曜日別合計と平均							
合計	34760	28448	27064	36622	32266	40382	44148
平均	8690	7112	6766	9155.5	8066.5	8076.4	8829.6
月別	合計	227,314		平均	8113		

しょう。

1カ月くらいで体が慣れてきたら、また1000歩増やし、目標の歩数に近づけていきます。

歩数記録をつけるのもおすすめ

歩数の見直しをするためにも、歩数記録をつけるとよいでしょう。まず1週目は歩数を増やさず、普段どおりの歩数を調べてみましょう。それから目標を立てていきます。

巻末（134ページ）に記録表をつけましたので、使ってみてください。

歩く速度は？

速度は速いほうが運動効果は上がります。しかし、関節痛があるのに速く歩けば逆効果になりますので、まずは腕を「平行に、ややうしろに」振って歩いてみてください。それだけで速度が上がります。腕振りを直すと、関節に負担がかからない姿勢になり、重心が前にかかるために速度が上がるのです。それに慣れていけばよいでしょう。

1日20〜30分の速歩を取り入れることが運動効果を上げることにつながります。しかし、その時間全部を速歩で歩くのは難しいですから、歩き慣れた速度で歩いている間に1〜3分の速歩を何度か入れるようにしてみましょう。そのほうが続きやすいです。

信州大学の能勢博教授は「インターバル速歩」を提唱され、運動効果を検証されています（22ページ参照）。

ウォーキングする時間

最近は、運動に適した時間についての研究もされてきています。東京都健康長寿医療センター研究所の青柳先生（13ページ）は、起床後1時間以内、就寝1時間前は避けたほうがよく、夕方4〜6時ころに歩くのが良いとおっしゃっています。（『やってはいけないウォーキング』ＳＢ新書、２０１６年）

歩く時の注意点

血糖値が気になる方、糖尿病の方は食後が効果的であるとされています。空腹時に歩くと低血糖を起こす場合があるので、要注意です。

何度も書きますが、とにかく腕を「平行に、ややうしろに」振ることを心がけてみてください。歩く時の姿勢は、普段の生活のなかで、立ち姿勢やひざの曲げ方のクセを直し、自然と良い姿勢がとれるようになることを目指します。

エクササイズは何をする？

エクササイズはお惣菜です。第4章に、筋トレ・ストレッチ・体操の種目をたくさん挙げています。野菜のおかず（ストレッチ）や、肉や魚などのおかず（筋トレ）などから、自分に合ったものを、できる量だけ選びましょう。

お弁当なので、日替わりでいろいろ取り組んでも良いし、お気に入り（自分にぴったり）のエクササイズは毎日やってみると良いですよ。

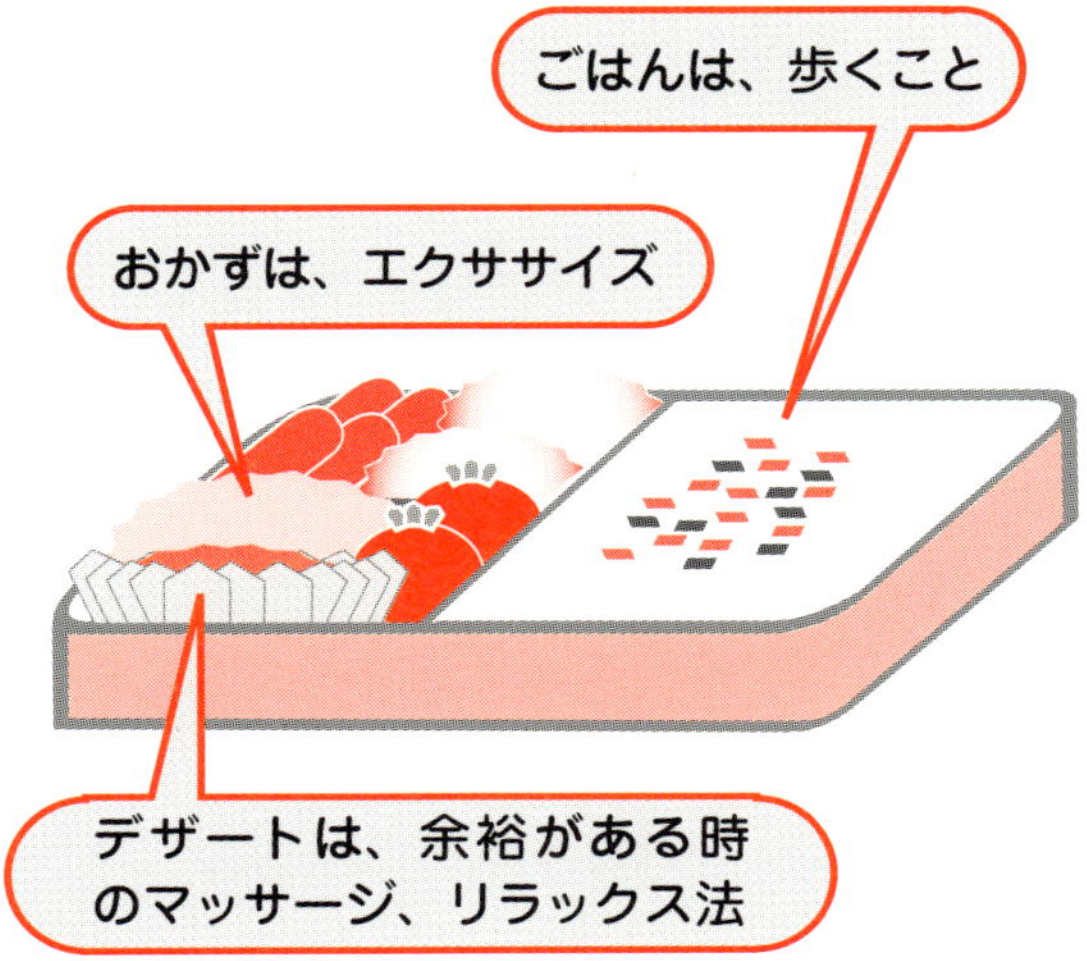
ごはんは、歩くこと
おかずは、エクササイズ
デザートは、余裕がある時のマッサージ、リラックス法

ケア・ウォーキング・プログラムのつくり方

step 1 目的を定める

〈ひざ痛を改善したい〉〈メタボを予防したい〉など、目的をはっきりさせます。

step 2 ウォーキング＆エクササイズのプログラムをつくる

ウォーキングのプログラム

1. 歩数の目標を定める
2. 運動の強度（歩く速さなど）を考える
   例：速歩２分、ゆっくり歩き３分のインターバル速歩
3. 歩く時間を決める
   何時に歩くか？　何分間歩くか？
4. 歩く時に気をつけることを書き出す

エクササイズのプログラム

1. 種目（筋トレ・ストレッチ）を選ぶ
   各３〜５種目程度を選ぶと続けやすい。
2. いつやるのかを決める
3. エクササイズで気をつけることを書き出す
4. 必要や、余裕がある場合は、マッサージや体操も追加する

プログラムづくりをするときは、94ページの表を使ってみてください！

step 3 実行！

step 4 プログラムを見直す

- ★１週間～１カ月ほど同じようなプログラムを続けたら、歩数やエクササイズの項目を見直してみましょう。
- ★〈筋肉痛が残らないか〉〈もっと歩ける余裕が出てきた〉などが見直しのポイントです。
- ★効果が出たら、次の目的を決めます。
- ★例えば……

楽に歩けるようになったら …………… 歩数を 増やす

翌日疲労が残るようなら ……………… 歩数を 減らす

軽く動けるようになったら …………… 筋トレの回数を増やす

痛みが出たら………………………………… 筋トレを休む

体がこわばったら ………………………… ストレッチを取り入れる

疲れがとれないようなら ……………… マッサージを取り入れる

こんな風に
続けていきましょう！

Let's enjoy Care-walking!

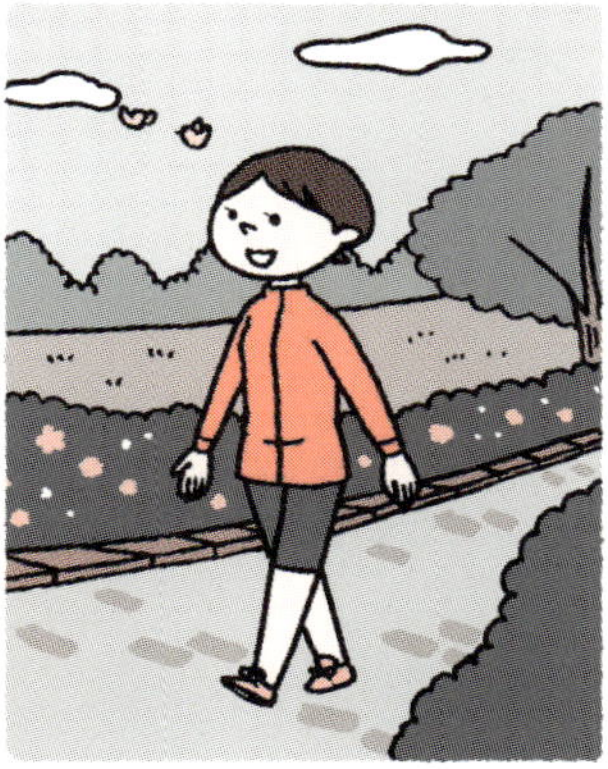

日々の生活での、
姿勢・動作のクセチェック＆
クセ直しもお忘れなく！

メタボ＋腰痛のAさん
（56歳・女性）

Aさんの悩み

腰痛がひどく、お尻や足がしびれるようになってきたため整形外科を受診。腰椎すべり症に由来する坐骨神経痛と診断され、手術をした。

歩けるようにはなったが、歩くとやはり腰が痛くなる。

高血圧で、体脂肪率が高い。内臓脂肪が多い。メタボでもある。

目的を決める

腰痛改善、メタボ改善

歩行動作チェック

腕を大きく前に振り上げ、腕をななめに振るクセがある

体が起き上がるために反り腰でお尻が左右に揺れる

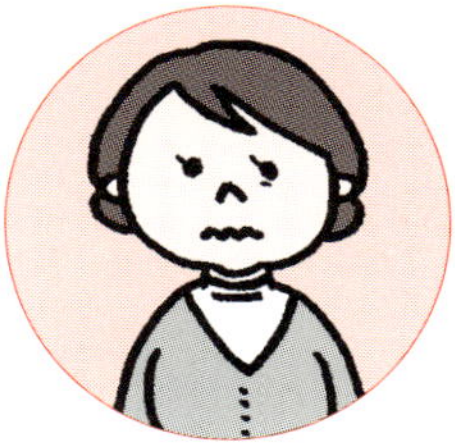

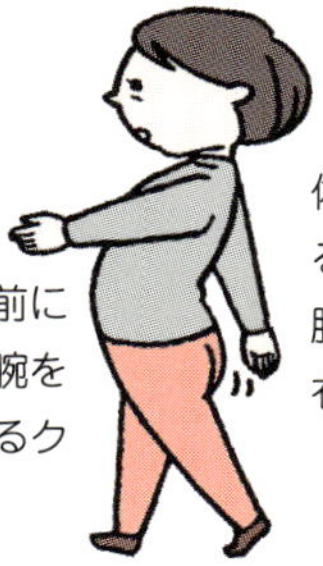

〔改善アドバイス〕
★ 腕の振りを、前にはあまり上げずにうしろに振るよう意識し、体に平行に振るように修正した。

立ち姿勢チェック

胸を張る姿勢

腰の反りが強い

おなかが前にせり出している

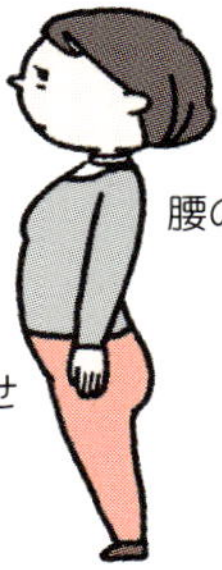

〔改善アドバイス〕
★ 意識的に「よい姿勢」をしようと思って、胸が反ってしまっているので、姿勢直し（40ページ）が必要です。

★ つま先が見えるまで息を吐き、背中をゆるめるように毎日意識することにした。

プログラムを考える

[筋トレ]

1 項目：前への脚上げ（111 ページ）
2 いつやるか：週３回
3 気をつけること：腰が反りにくくなるよう、腹筋から脚にかけての筋肉を強化する。

[ストレッチ]

1 項目：猫背で腕振り（118 ページ）、お尻伸ばし（107 ページ）
2 いつやるか：毎日朝・晩
3 気をつけること：反ってかたくなっている腰の筋肉を伸ばすため、腰を丸める。
坐骨神経痛の改善のためのお尻の筋肉を伸ばす。

[歩く]

1 歩数の目標
8000 ～１万歩
2 運動の強度
★はじめは１日 1000 歩増やし、腰痛が起こらないくらいの歩数を歩く。
★メタボ解消のためにも、速歩を入れる（はじめは５分）。
3 いつやるか
できるだけ毎日
4 気をつけること
★体を起こさず、腰を丸めぎみにすることを意識することで痛みが出にくくなる。

生活動作のアドバイス

日常生活の中で、立ち止まる時には、必ず姿勢チェックをして、腰を反らせないようにまめに修正しましょう。

長く息を吐くように心がけることも、姿勢直しに効果があります。

その後

その後、エクササイズの種目を増やした。同居しているお孫さんと、毎日エクササイズを続けたところ、３カ月ほどでほとんど痛みを感じなくなった。
数ヵ月後には腰の反りが減って、腹筋も強くなり、前に進むきれいな歩き方に変わってきた。
不思議と顔まで若返ったよう。

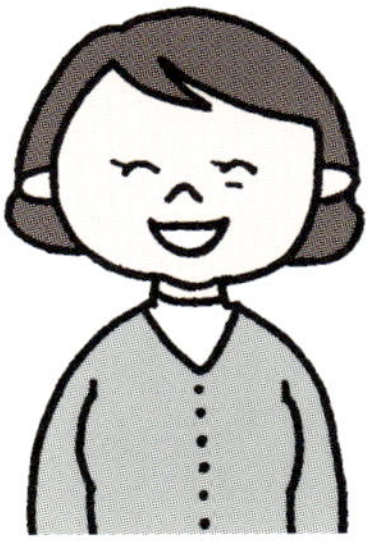

ケア・ウォーキング・プログラム 2

猫背でつまずきやすいBさん（72歳・女性）

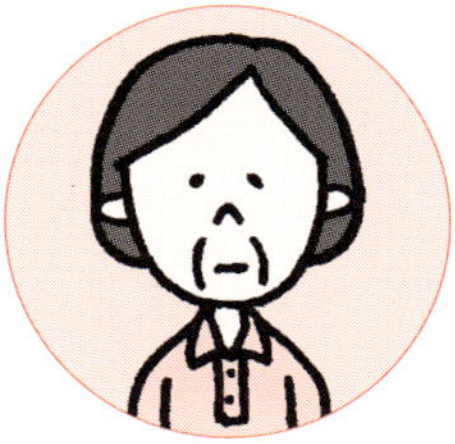

Bさんの悩み

活動的で、ボランティアをしたり歩くことが大好き。毎日1時間程度歩いている。
強い猫背で、腕がほとんど振れず、すり足歩き。つまずくことが増えた。
前年に亡くされたご主人を15年間介護してきた。骨粗しょう症もある。

目的を決める

猫背を少しでも伸ばす、筋力低下の予防、転倒骨折の予防、骨粗しょう症の治療（整形外科）

歩行動作チェック

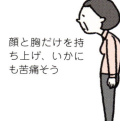

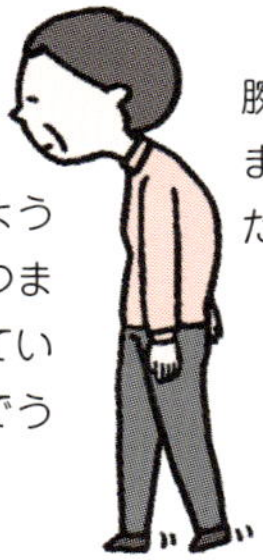

つまずかないように、一生懸命つま先を持ち上げているが、すり足でうしろ重心
腕が振れないまま、うしろでかたまっている
なかなか前に進まない

〔改善アドバイス〕

★脚の付け根を手で押さえて、体を起き上がらせて歩く。

★腕を大きく振る。

★体が起き上がるとつま先も上がってくる。

立ち姿勢チェック

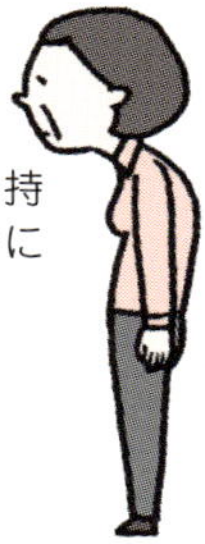

顔と胸だけを持ち上げ、いかにも苦痛そう
猫背で、腰から背中にかけて曲がっている

〔改善アドバイス〕

★片方の手を下腹に当てて、反対の手でみぞおちからのどに向かって1～2分さすり上げることを習慣づけ、無理せずゆるやかに体を起こせるようにする。

プログラムを考える

[筋トレ]

1 項目：うしろ脚上げ（112 ページ）
2 いつやるか：週３回
3 気をつけること：大殿筋、背筋を強めて、自然と体を起こせるようにしていく。

[ストレッチ]

1 項目：ふくらはぎと脚の付け根伸ばし（107 ページ）、ギューッパッ（116 ページ）
2 いつやるか：毎日
3 気をつけること：体を起こすために股関節周辺と、かたくなった肩甲骨をストレッチして、やわらかくする。

[歩く]

1 歩数の目標
7000 ～ 8000 歩
2 運動の強度
歩く時間を少し減らし、その分、筋トレとストレッチをする。
3 いつやるか
毎日（現状維持）
4 気をつけること
★姿勢を改善する。
★歩きすぎないように気をつける。

生活動作のアドバイス

ご主人を介護をする際、股関節でなくみぞおちの下から前傾して動作していたために、お尻の筋肉（大殿筋）が弱り、上体を起こせなくなっている。胸を上げれば起こせるので骨が固まっているのではなさそう。「こんにちは・どっこい・しょ」（54 ページ）を毎日の座り⇔立ちの動作で必ず行なって、じょじょにお尻やもも、背中の筋肉を強化する。

歩いている時は、立ち止まっては胸をさすり上げて「胸を上下に伸ばす」意識で体を起こすようにした。

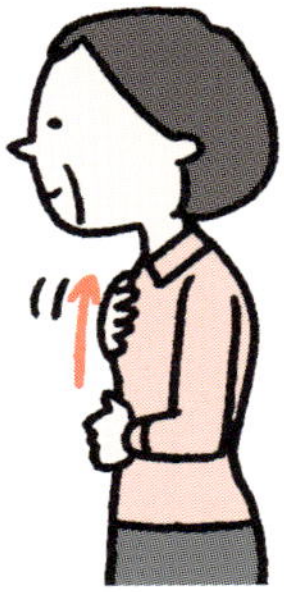

その後

毎日の意識と体操を３カ月くらい続けて体を起こして、維持できるようになってきた。猫背は完全には治らないものの、胃のむかつきや息苦しさが減ってきたよう。腕を振れば自然に足がローリングしていくことも体感でき、より自然な歩きになってきた。

ケア・
ウォーキング・
プログラム
3

ひざが痛いＣさん（67歳・男性）

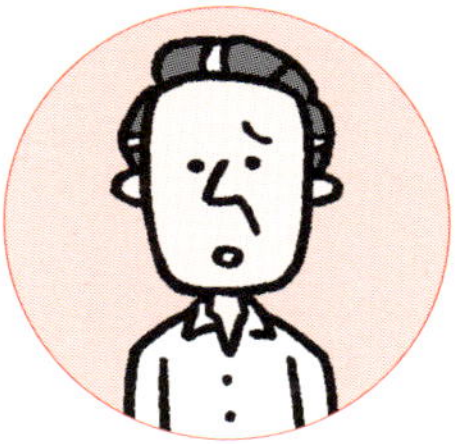

Ｃさんの悩み

毎日１万歩のウォーキングに加え、週１回の趣味のゴルフでも１万歩歩く。歩き始めるとひざ痛が起きるようになった。整形外科では変形性ひざ関節症の初期と診断。ヒアルロン酸の注射を５回打ったら、少し楽になり、歩けるようになったが、ゴルフの後や階段を下りる時、坂道では痛みが出るので不安。

目的を決める

ひざ痛を改善する、下半身の筋力強化、
歩行をラクにするストレッチを習慣づける

歩行動作チェック

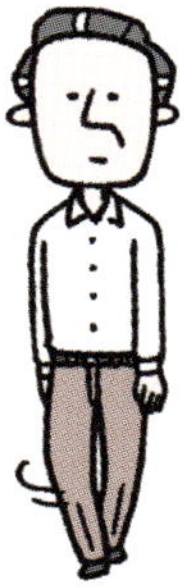

肩がかたくて、腕がうしろに振れない

一直線を踏むように、左右の脚を交互に回し込んで着地している

〔改善アドバイス〕

- ★脚をまっすぐ前に出せるように、腕を体と平行に振ることを意識する。
- ★足の裏の上に股関節が乗るように意識して着地する。
- ★肩をやわらかくするストレッチ（ギューッパッ、116ページ）をしてから歩く。

立ち姿勢チェック

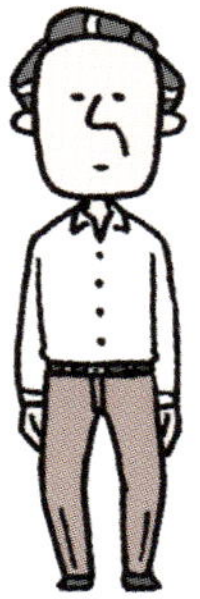

立っている時はＯ脚気味で、左右の脚の間にすき間ができる

足を軽く開いてひざを曲げると、右ひざが足先よりも内側に曲がるクセがある

〔改善アドバイス〕

- ★ひざが曲がるのは、ゴルフのスイングの影響があると思われるので、ゆるゆる屈伸（113ページ）でクセ直しをする。

プログラムを考える

［筋トレ］

1 項目：お尻締め背伸び（108ページ）
2 いつやるか：2日に1回
3 気をつけること：内転筋を強めて、O脚を改善する。

［ストレッチ］

1 項目：ふくらはぎ伸ばし、すね伸ばし（ともに105ページ）
2 いつやるか：毎日
3 気をつけること：ももの前後の筋肉がとてもかたいのでストレッチを行ない、ひざの痛みを軽減させる。

［歩く］

1 歩数の目標
8000歩
2 運動の強度
歩数を減らし、その分、筋トレとストレッチをする。
3 いつやるか
毎日（現状維持）
4 気をつけること
★歩数を減らす
★腕をまっすぐに振る
★着地に気をつけ、体幹を使えるようにする

生活動作のアドバイス

ゴルフの前後に、必ず足首回し（103ページ）、太ももの裏伸ばし（106ページ）でストレッチすることと、ゆるゆる屈伸（113ページ）をしてひざを内側に曲げるクセを直す。椅子の座り立ち、トイレなど生活のなかでしゃがむ動作は、すべて「股関節、ひざ」の順で曲げることと、ひざが内側に曲がらないようにすることを、常に意識してもらった。

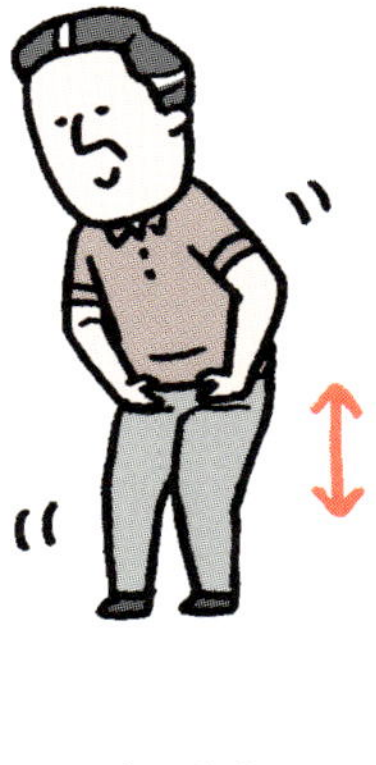

その後

1カ月くらいしたころからじょじょに痛みが軽減し、ひざの向きが足先と同じ方向に動くように筋肉が整ってきた。痛みはほとんど感じられなくなったが、ストレッチをすると痛みが和らぐことがわかり、痛みが出たらストレッチをすることを習慣化した。

ゴルフのスタンスも良くなったらしく、スコアが上がった。

ケア・ウォーキング・プログラム 作成用チェック表

86 ～ 87 ページを参考に、自分のためのプログラムを考えてみましょう。
プログラムは目的が達成された時や、痛み・症状の変化によって見直して、より自分の体と生活スタイルに合ったものにつくり変えていきます。

1 目的はなんですか？ □にチェックを入れましょう。

□ メタボ解消　□ ロコモ予防　□ 筋力をつけたい（どの部分の？）　□ おなかポッコリ改善

□ 足首痛改善　□ 腰痛改善　□ ひざ痛改善　□ 猫背改善

□ 肩コリ改善　□ その他①……………　□ その他②……………　□ その他③……………

2 目的を達成するための運動プログラムをつくりましょう。

［筋トレ］

1 項目：

2 いつやるか：

3 気をつけること：

［ストレッチ］

1 項目：

2 いつやるか：

3 気をつけること：

［歩く］

1 歩数の目標

2 運動の強度

3 いつやるか

4 気をつけること

［マッサージ・体操］

第4章

いつまでも歩ける体でいるために
痛み・悩み解決エクササイズ

関節や筋肉がほぐれ、さらに、
筋力がつき、スムーズに動かせるようになってくれれば、
苦になっていた散歩が楽しくなります。
歩くのがもっとラクに楽しくなりますように！

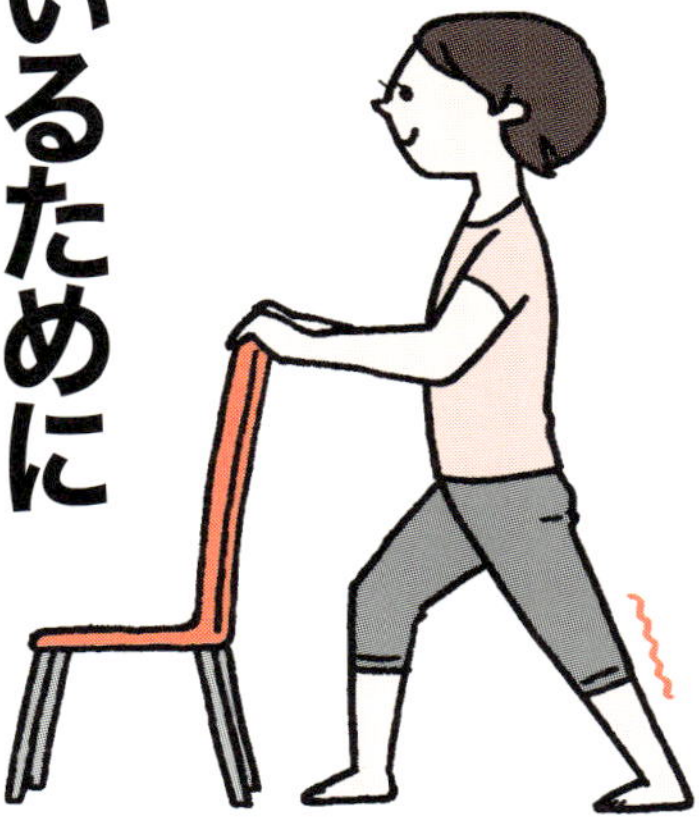

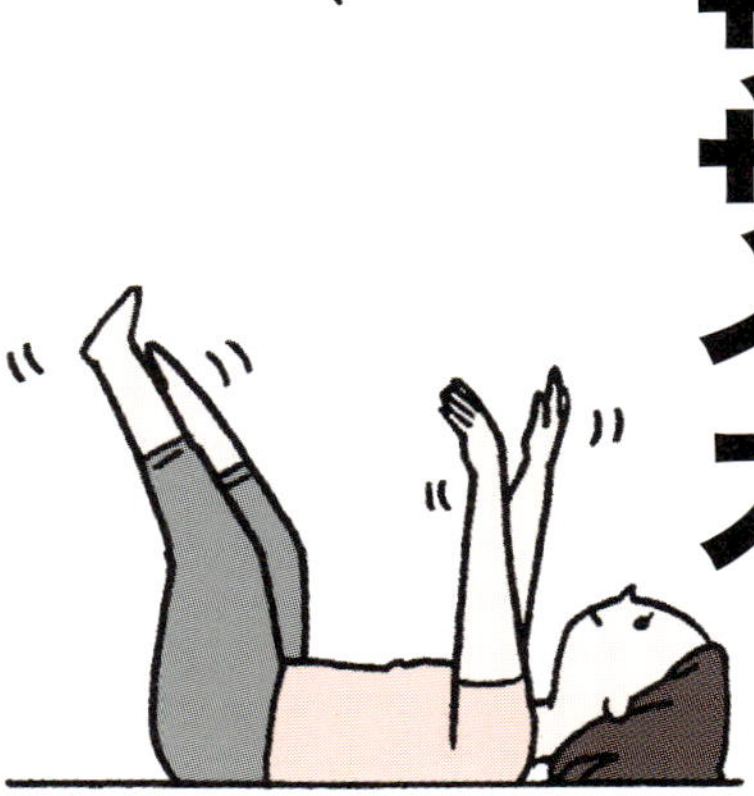

エクササイズについて

★エクササイズは４種類あります。

筋……筋トレ

筋トレは、筋肉を強くして、体を動かしやすくしたり、関節痛を予防改善したりするものです。
力を入れる場所を意識しながら、「ややキツイ」と感じるくらいに動かします。力を入れる時に息を止めると血圧が上がるので、息を止めないことが大切です。
10 ～ 20 回くらいを１セットにして行ないます。
体が温まっている時に行なうと良いので、いきなり筋トレはせず、歩いた後やストレッチをした後がおすすめです。
筋トレをした後は１～２日くらい休ませることが必要です。毎日ではなく、１～２日おきに行ないましょう。

ス……ストレッチ

マッサージは、優しく、気持ち良い程度の強さで行ないましょう。いつ行なっても結構です。

マ……マッサージ

ストレッチは、ポーズをとって目的の筋肉を 10 ～ 30 秒くらいゆっくり伸ばします。関節や筋肉をやわらかくしたり、血流を良くします。息をふーっと吐きながら伸ばして呼吸を止めないようにします。大事なのは、伸ばしている筋肉を意識して「痛気持ち良い」と感じるくらいでキープすることです。

体……体操

体操は、筋トレほど強くなく、たくさんの回数できるもので、１～２分くらいとしてあります。慣れない動作は 10 回でも 20 回でも結構です。
筋トレやストレッチが苦手な方は「体操」の種目を選んで行なうと良いでしょう。

種目名の横のマークで見分けます！

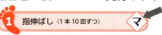

★関節痛がある方は、やった後でラクになるものは良いのですが、やっているうちに、どんどん痛くなってしまう種目は向いていませんので、避けましょう。

★時間や回数は目安です。

1 下半身のエクササイズ

まずは、足指や足首をほぐしましょう。

ひざの痛みがなかなか治らない時に、足の指をほぐして、ひざの曲げ方を正しくすると、ひざ痛が改善することがあります。ひざと足は別々の関節だと思いがちですが、しっかりとつながっているのです。運動器は足先から頭までつながっていて、上から下に、下から上に影響し合っているからです（26ページ参照）。

例えば、外反母趾になると、親指の先に力が入らなくなります。足の腹が下りていないと、連動して腹筋に力が入りにくくなります。そうして体幹が弱り、ポッコリお腹になりやすい……ということを防ぐには、体の一番下で土台となる「足」を動きやすく、安定させるエクササイズをすることが大切です。

足のエクササイズをする習慣が身につくと、魚の目やたこ、外反母趾などの変化を観察することもできます。たいていの足のトラブルは、合わない靴を履いていることや、爪の切り方が悪いことなどが影響しますので、足のケアも大切です（第5章参照）。

ひざ・股関節・お尻のあたりは、一緒に考えてエクササイズします。

第2章で紹介した通り、ひざが内側に曲がるクセがあると、外反母趾、扁平足、ひざ痛を引き起こしやすくなります。Ｏ脚だと、ひざが開くので、ももの内側やお尻の筋肉が使いにくくなって弱り、腰に負担がかかるようになってしまいます（45ページ参照）。いずれも高齢になると、筋肉から関節や骨に影響が及び、変形性ひざ関節痛になっていってしまいます。

そこで、正しい動かし方に修正するように心がけ、ゆるゆる屈伸（１１３ページ参照）を毎日１００回行ない、ひざの向きを体に覚えさせることで、ひざのすぐ下の関節である足首、すぐ上の関節である股関節の負担を減らせます。外反母趾をひざの動きで治す、ということです。

「生まれつきのＯ脚は、どうにもならないでしょう」という人もいます。

Ｏ脚は日本人に多く、股関節の形や骨の曲がりで起きている先天的なものは変えられません。だからといって、ももを閉じることを意識しないで生活していると、ももの内側の内転筋は弱って、さらにＯ脚が悪くなって、歩けなくなっていってしまいます。

人の体は、変えられることと変えられないことが混ざっているので、可能性のある「変えられる部分」を変えていきたいのです。そうして、もともと持っているリスクを最小限に抑えていくことで、人生の最後まで動き続けられる体を得ることができると思っています。

1 指伸ばし〈1本10回ずつ〉 マ

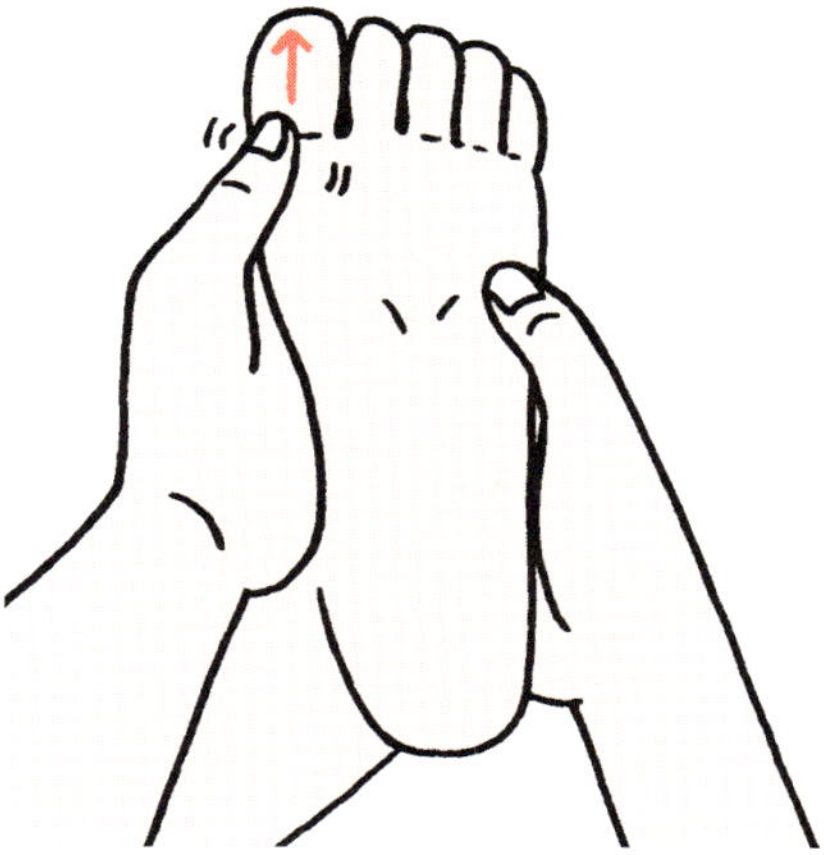

指の裏側を、根元から先まで、手の親指でぐい、ぐいっとしっかり押す。

●こんな目的に最適！

たこができている人や、足の形が平らな人、ハンマートゥや浮き指といった足のトラブルがある人には、とくにおすすめです。

2 指反らし〈5秒くらいずつ〉 ス

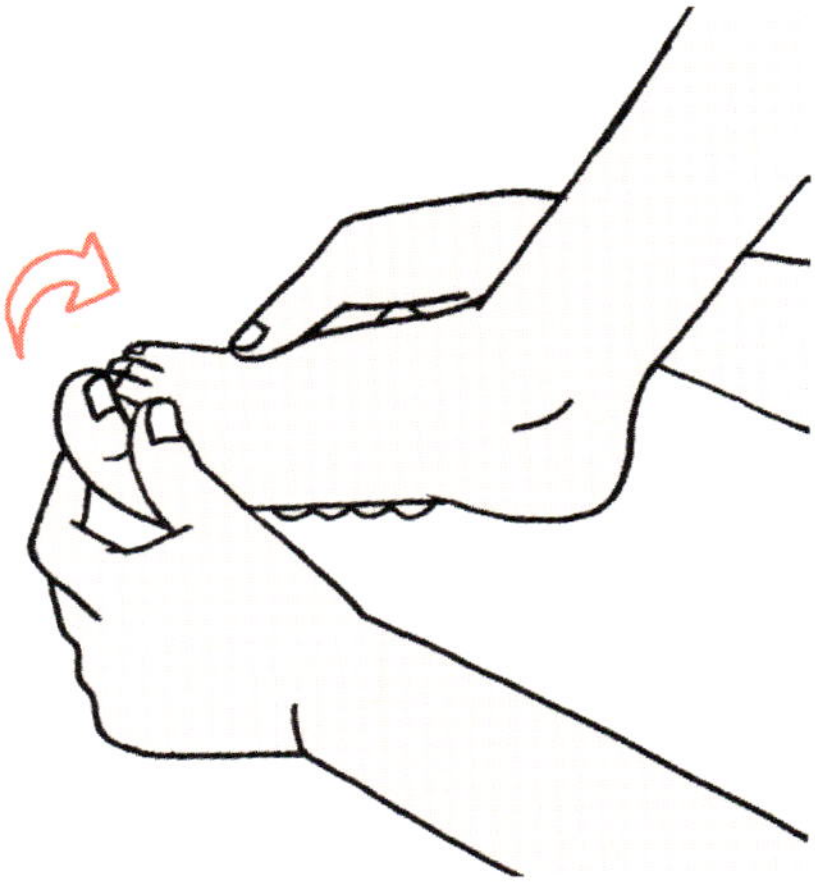

指の付け根の関節を手の指で1本ずつ反らせる。

●こんな目的に最適！

浮き指・ハンマートゥ・巻き爪の人、指が平らな人、足指や足裏がつりやすい人、指の裏にたこができている人、足裏が疲れやすい人には、とくにおすすめです。

3 指曲げ〈5 秒くらいずつ〉 ス

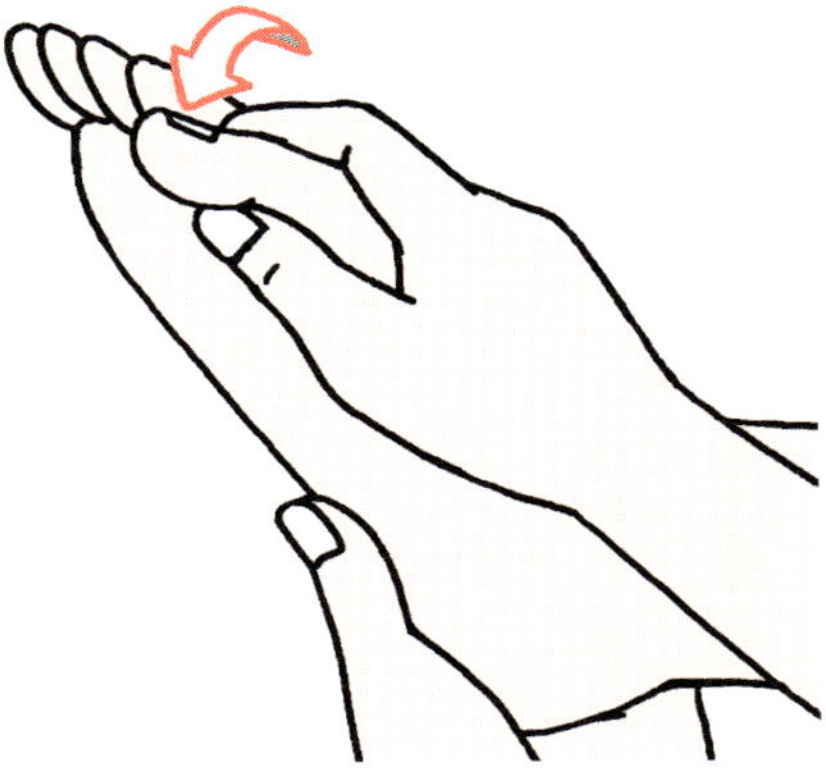

足裏から指の付け根の関節を押さえ、甲の側から指のつけ根を親指で押し曲げる。

●こんな目的に最適！

浮き指、外反母趾、開張足*、扁平足*、巻き爪、足指や足裏がつりやすい人、足指でものがつかめない人におすすめです。

＊開張足：足の横のアーチがつぶれた状態
＊扁平足：足の内側のアーチがつぶれた状態

4 指開き〈10 秒くらい〉 ス

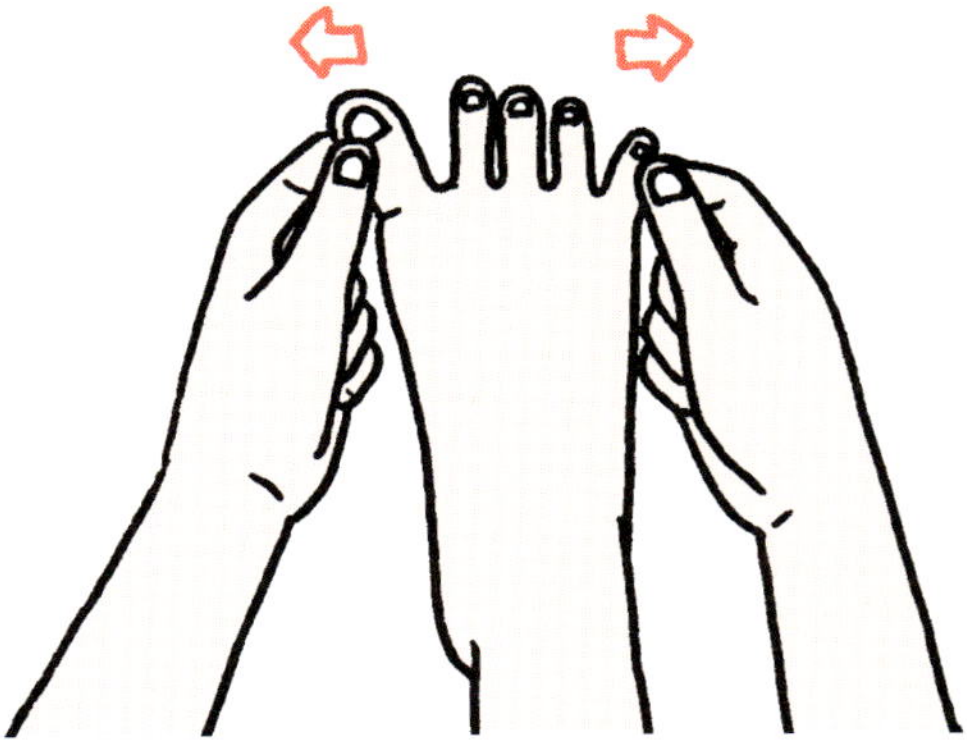

手で親指と小指を持って横にゆっくり伸ばす。

●こんな目的に最適！

外反母趾、内反小趾*、寝指*、浮き指、陥入爪*の人におすすめです。

＊内反小趾：小指が薬指側に倒れ、小指のつけ根が痛む
＊寝指：つま先がねじれて爪が横に倒れる
＊陥入爪：巻き爪がよりひどくなり、爪が指の肉に食い込む

5 足裏押し〈左右1分ずつ〉 マ

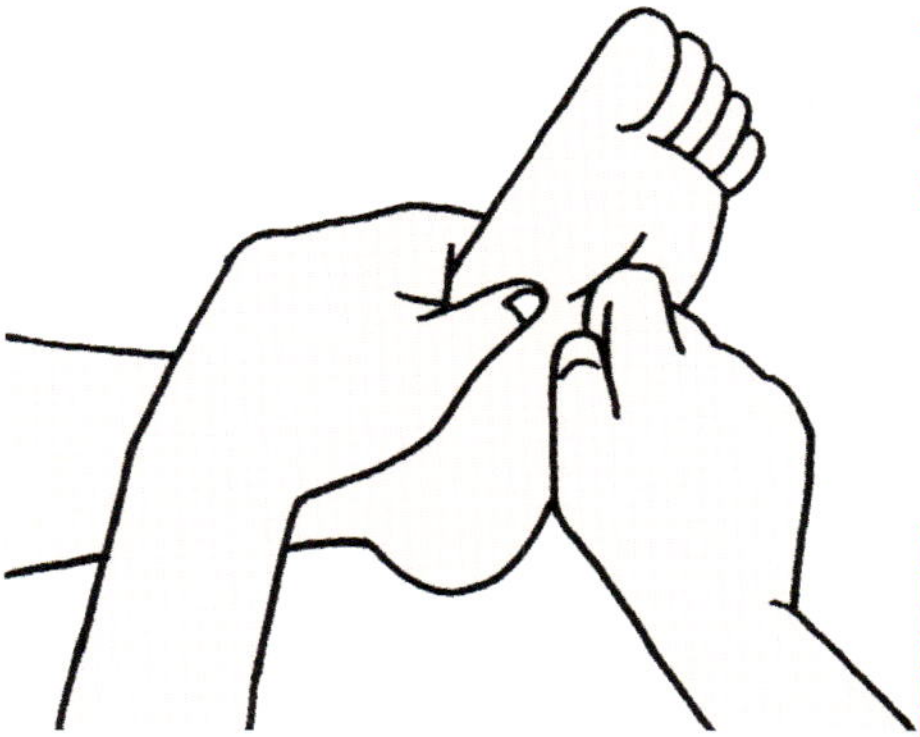

足の裏を手の親指や握りこぶしの関節で痛気持ち良いくらいの強さで押す。足裏には全身の反射領域があるので、痛気持ち良いところは重点的に押す。

●こんな目的に最適！
扁平足、外反母趾、開張足、浮き指、巻き爪、ハイアーチ（痛くない人のみ）、指でものがつかめない人におすすめです。

6 ゴルフボールマッサージ〈左右1分ずつ〉 マ

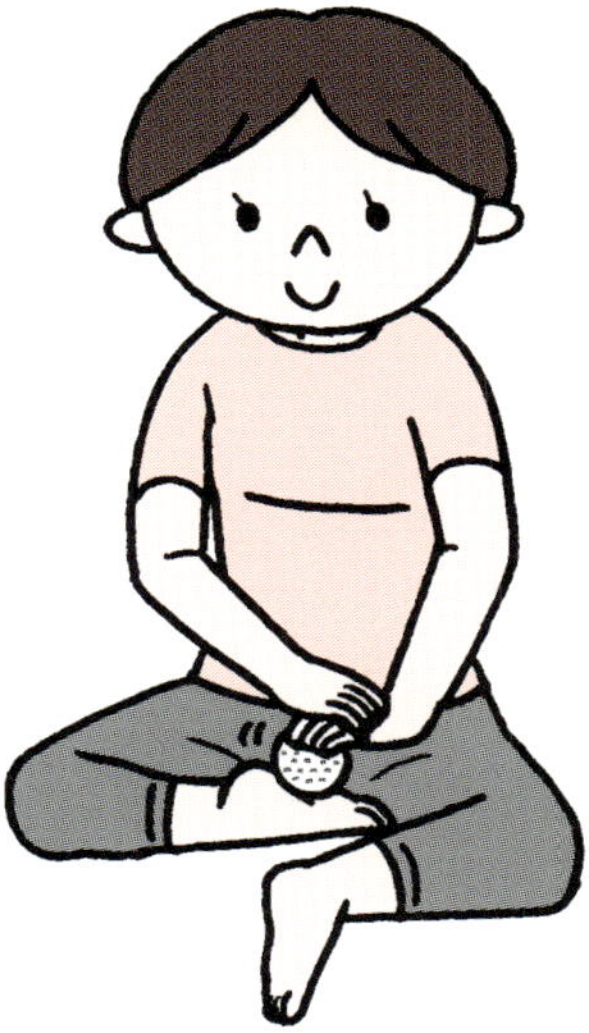

あぐらをかくようにして右足裏を上に向ける。左手にゴルフボールを持って足裏に当て、右手をその上に重ねて手を動かし、コロコロ転がしながら足裏全面をほぐす。左足裏も同じ動作で行なう。

●こんな目的に最適！
足裏の疲れ、ふくらはぎの疲れだけでなく、内臓の疲れもとれます。手のひらの疲れもとれるので歩き終わった後に取り入れるのがおすすめです。

7 足首と甲伸ばし〈1分×左右2回〉 ス

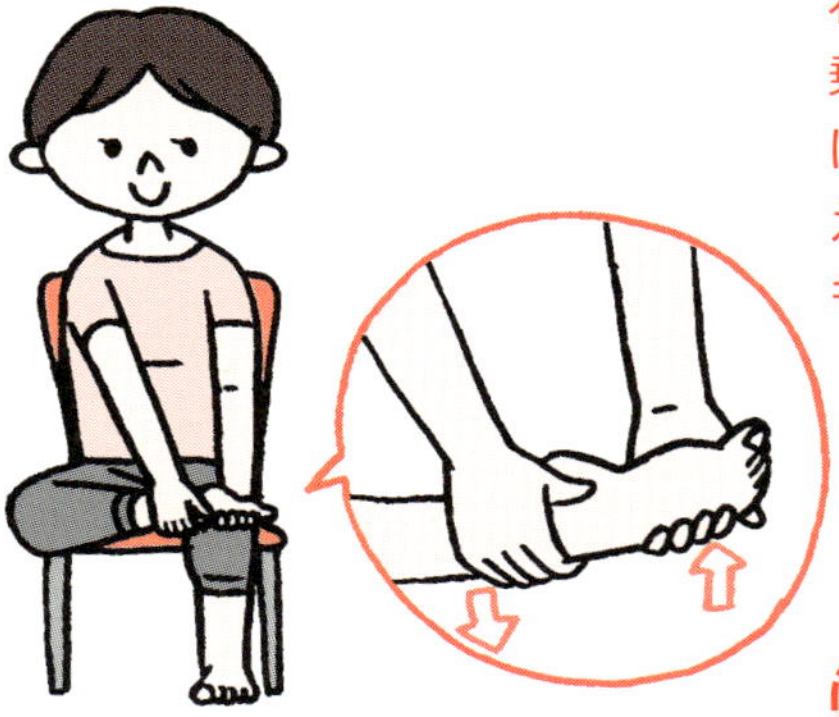

右脚を左脚の上にあぐらのようにして乗せる。右手で右足首をつかみ、左手は甲を下から持つ。右手で足首を押さえて、左手で甲を手前に引く。反対側も同じ動作を行なう。

●こんな目的に最適！

甲がかたい、つまずきやすい、足がつりやすい、浮き指、開張足、扁平足の人におすすめです。

8 足首反らしとアキレス腱伸ばし〈1分×左右2回〉 ス

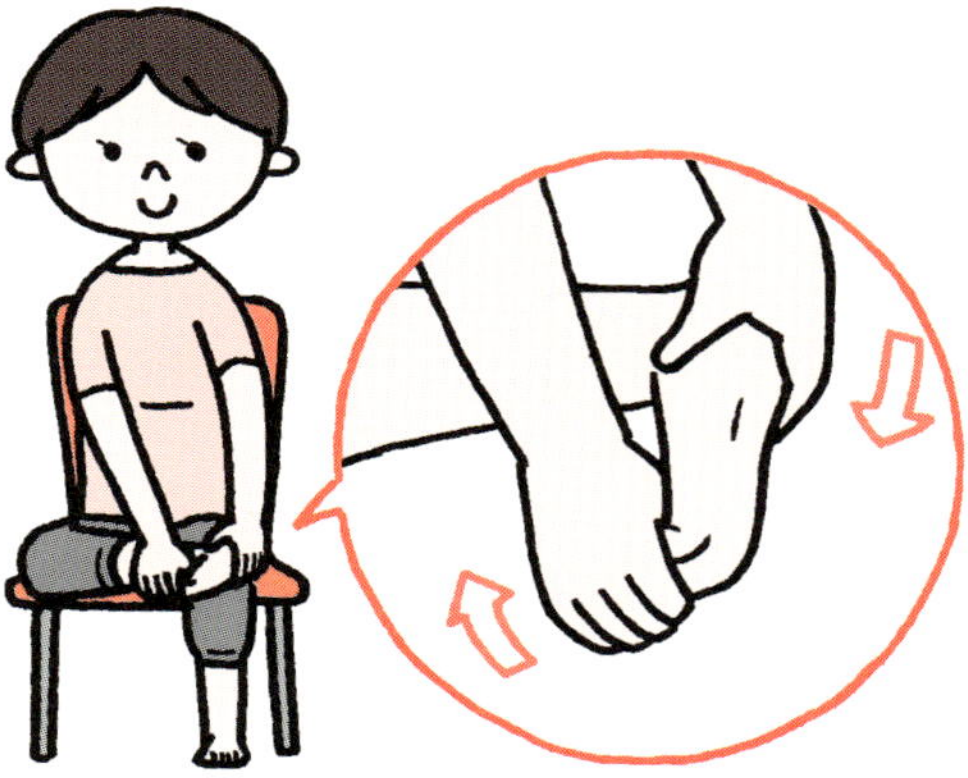

左手で右足のかかとを押さえ、足先から足裏にかけて右手をかける。かかとを足裏側に押し出すようにして、右手で足先をすねのほうに引いて反らせる。左足も同じ動作で。

●こんな目的に最適！

ふくらはぎがつりやすい（こむら返り）人やつまずきやすい人、浮き指、足裏が疲れやすい、扁平足、開張足、巻き爪の人におすすめです。

9 足首回し〈内回し外回し 10 ～ 20 回ずつ〉 ス

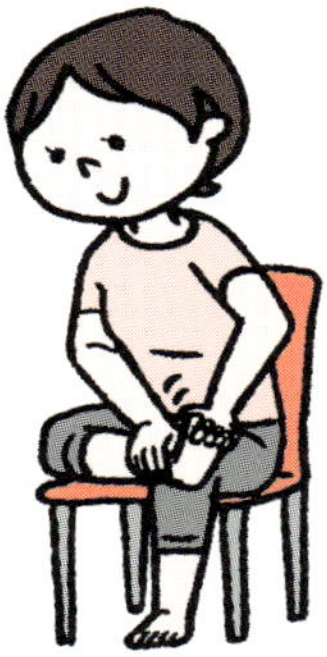

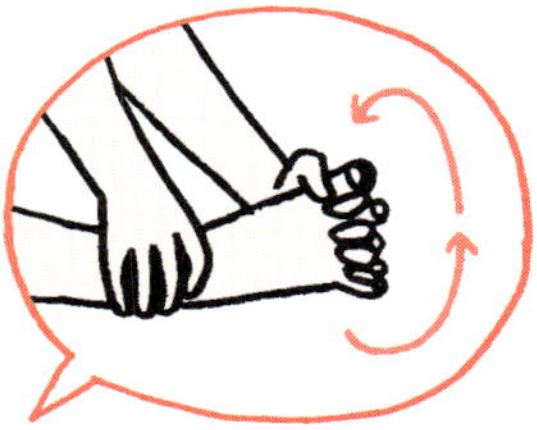

右手で右足首を、左手は指の付け根あたりをつかむ。あるいは手の指を足の指の間に入れる。右人差し指で足首の付け根のポイントを押さえ、左手で足首を回す。反対の足でも同様に行なう。

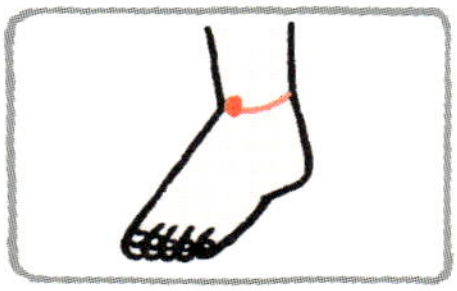

内くるぶしと外くるぶしを結んだ線の中央

●こんな目的に最適！

足がつりやすい、または疲れやすかったり、ふらつくことやつまずくことの多い人におすすめです。

10 ふくらはぎのもみ上げ〈左右１分ずつ〉 マ

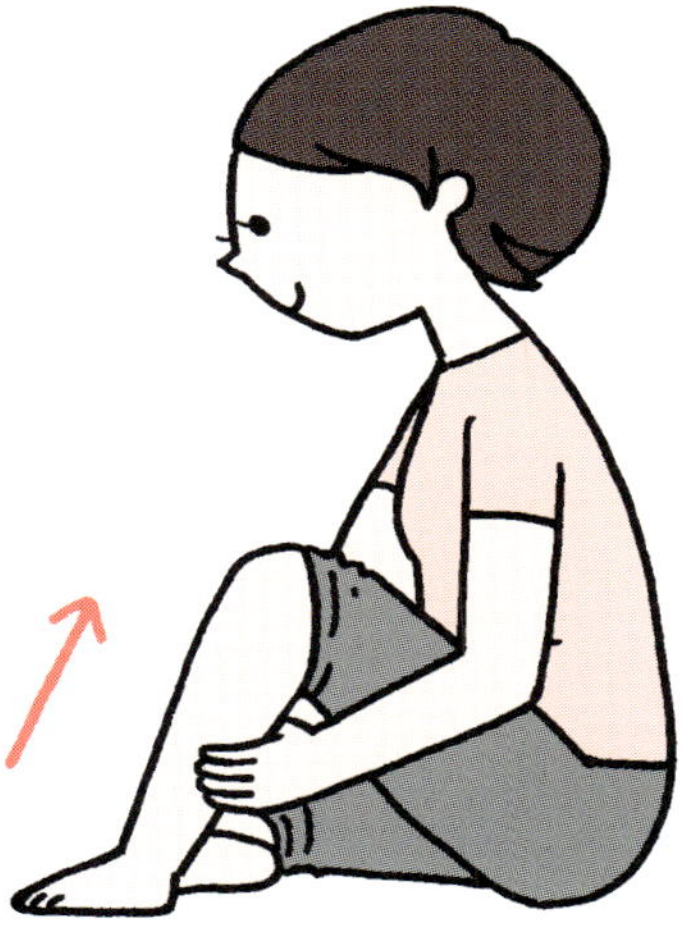

足首を両手で覆うようにつかみ、下からひざに向かってもみ上げます。ひざ裏を指で２、３回押しておきます。

●こんな目的に最適！

むくみを感じている時や、歩き終わった後にこのマッサージを行なうと、足の血流を良くして疲れを残さない効果があり、すっきり軽くなります。

11 ふくらはぎさすり〈左右 10 ～ 20 回ずつ〉 マ

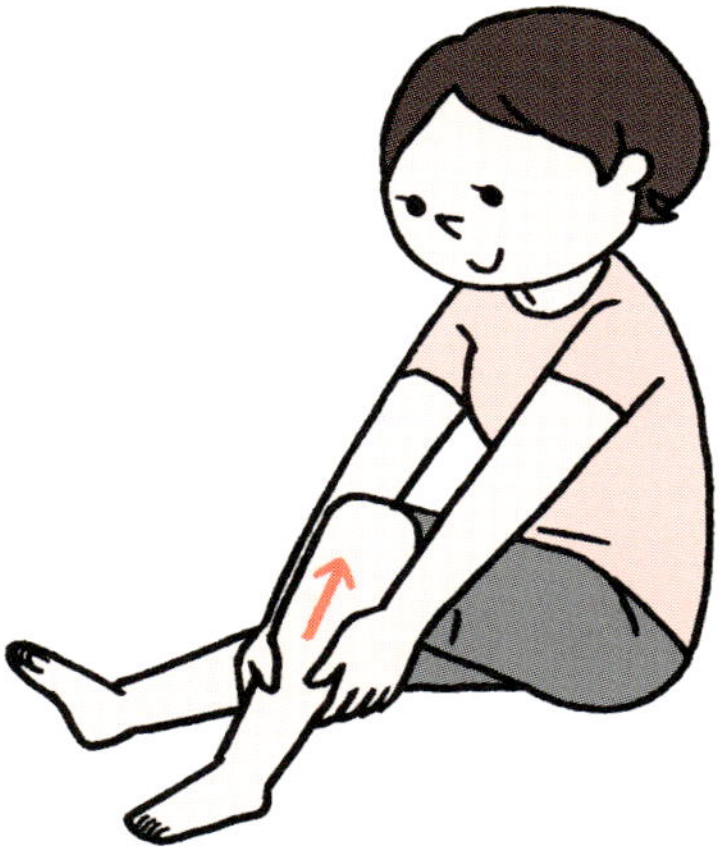

足首を両手のひらで包むようにし、ひざ下までさすり上げます。
親指を前側に、4 本の指をうしろ側に当てて、手のひらが離れないようにしながら、あまり力を入れずにゆっくりと丁寧に。

●こんな目的に最適！
リンパの流れを良くし、むくみを改善する効果があります。お風呂の中などで行なうと、翌日に疲れが残りにくくなります。

12 手足ぶらぶら〈1 分くらい〉 体

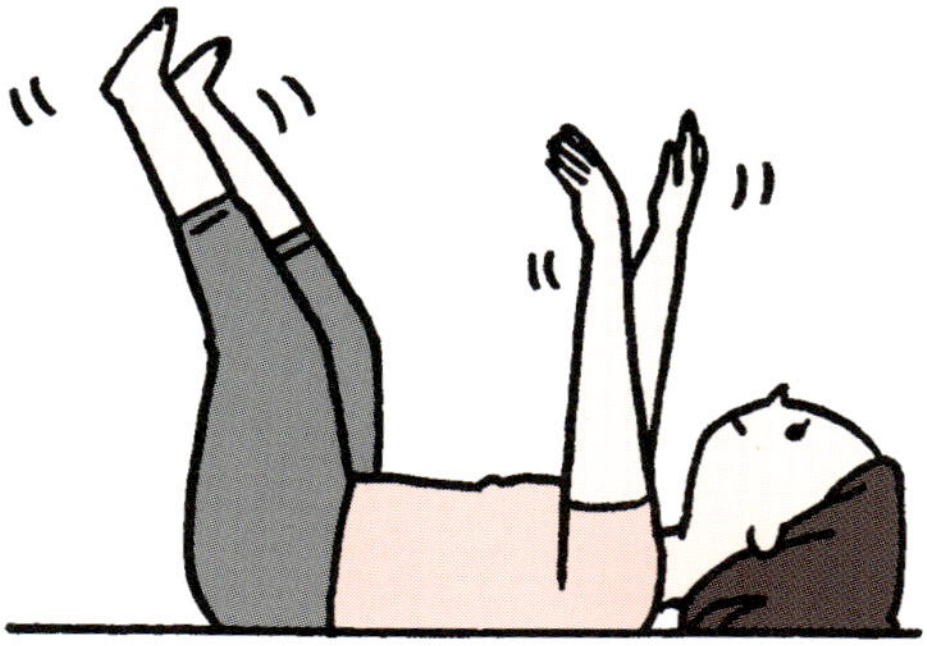

あおむけに寝て両手を天井のほうに向かって上げ、力を抜いてぶらぶらと振ります。

●こんな目的に最適！
手先や足先に行った血液を心臓に返す手助けをします。歩き終わった後に行なうのがおすすめです。

13 ふくらはぎ伸ばし〈20 秒×左右2回ずつ〉 ス

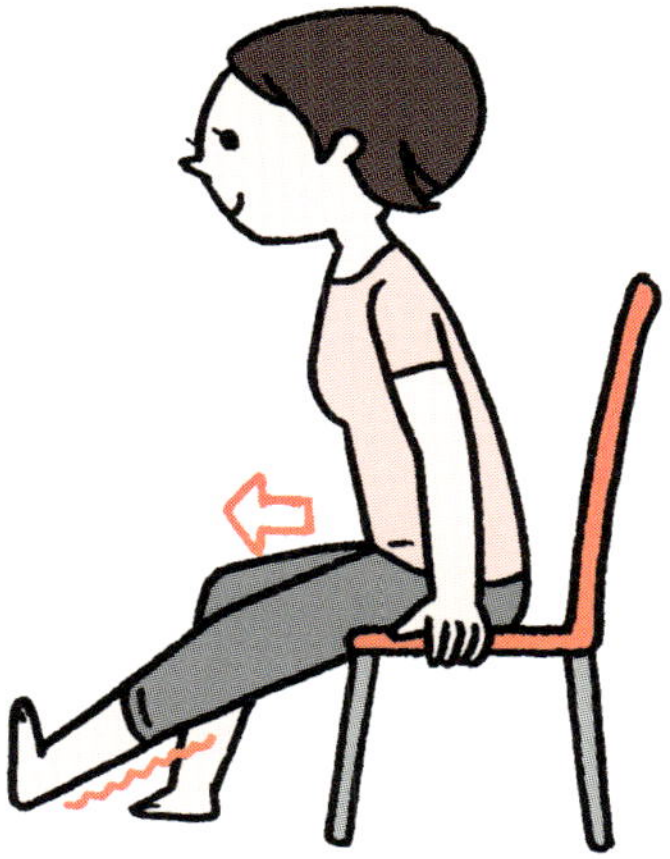

椅子に浅めに座り、左脚を前に伸ばしてかかとを床につけ、つま先を上げる。おへそを前に出すように少し前傾する。ふくらはぎ、ひざ裏、ももの裏が伸びている感じがしたら、その位置でキープする。反対の脚でも行なう。

●こんな目的に最適！
こむら返りを起こしやすい人や腰痛、ひざ痛のある人におすすめです。

14 すね伸ばし〈20 秒×左右2回ずつ〉 ス

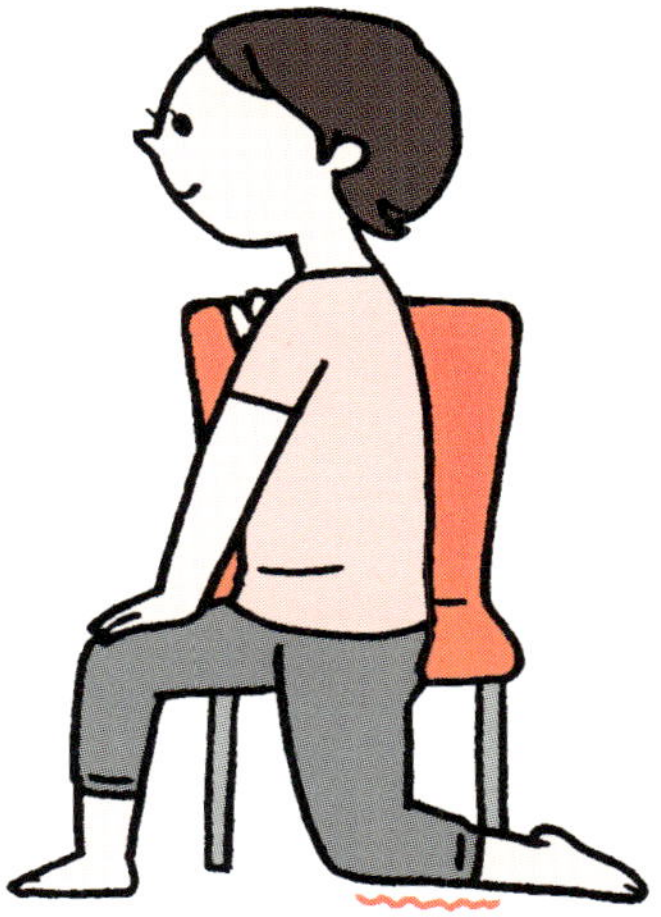

椅子にお尻の右半分だけを乗せて右向きに座り、背もたれに寄りかかるようにして右手でつかまる。左ひざを曲げてすねを床に近づけるようにする。甲や足首の前側が伸びている感じがしたら、その位置でキープする。

●こんな目的に最適！
ひざ痛や腰痛もちの人や、つまずきやすい人、すねがつりやすい人におすすめです。

15 ももの前伸ばし〈20秒×左右2回ずつ〉 ス

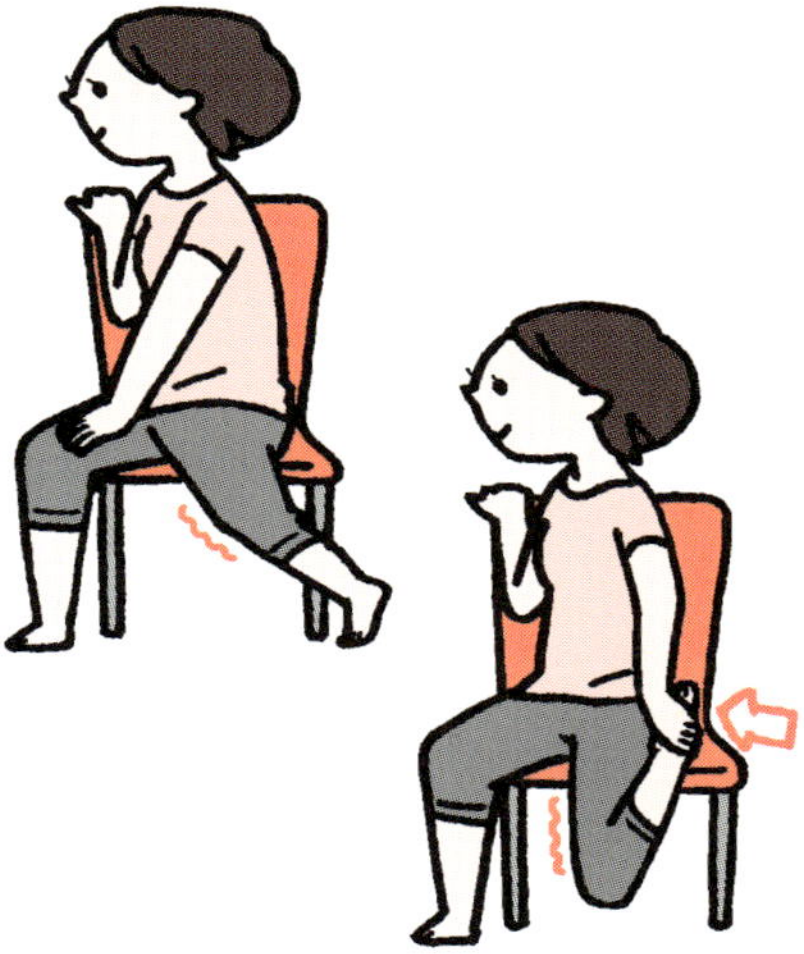

椅子にお尻の右半分だけを乗せて座り、背もたれに寄りかかるようにして、右手でつかまる。
左のひざを曲げてひざを床に向け、少しうしろへ引いてキープする。ラクな方は足首を持ってお尻に引き寄せる。
左向きでも行なう。
反り腰で腰が痛くなる方は、やや前傾すると痛くなりにくい。

●こんな目的に最適！
ひざ痛や腰痛のある人におすすめです。ウォーキング前後に行なうと歩きやすくなります。

16 太ももの裏伸ばし〈20秒×2回〉 ス

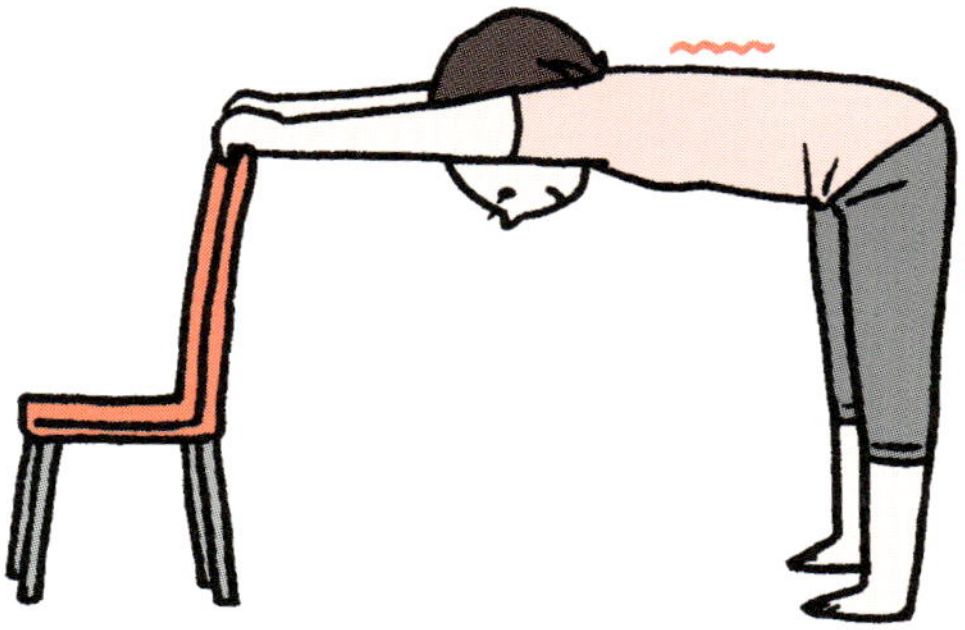

椅子の背もたれを持ち、股関節から折るように体を前へ傾ける。
お尻をうしろへ突き出すようにして、ももの裏側が伸びるのを感じる。肩周辺もストレッチされる。

●こんな目的に最適！
ひざ痛、腰痛、肩コリのある人、猫背の人、足がつりやすい人、足裏の疲れを感じる人におすすめです。

17 ふくらはぎと脚の付け根伸ばし 〈20 秒×左右2回ずつ〉 ス

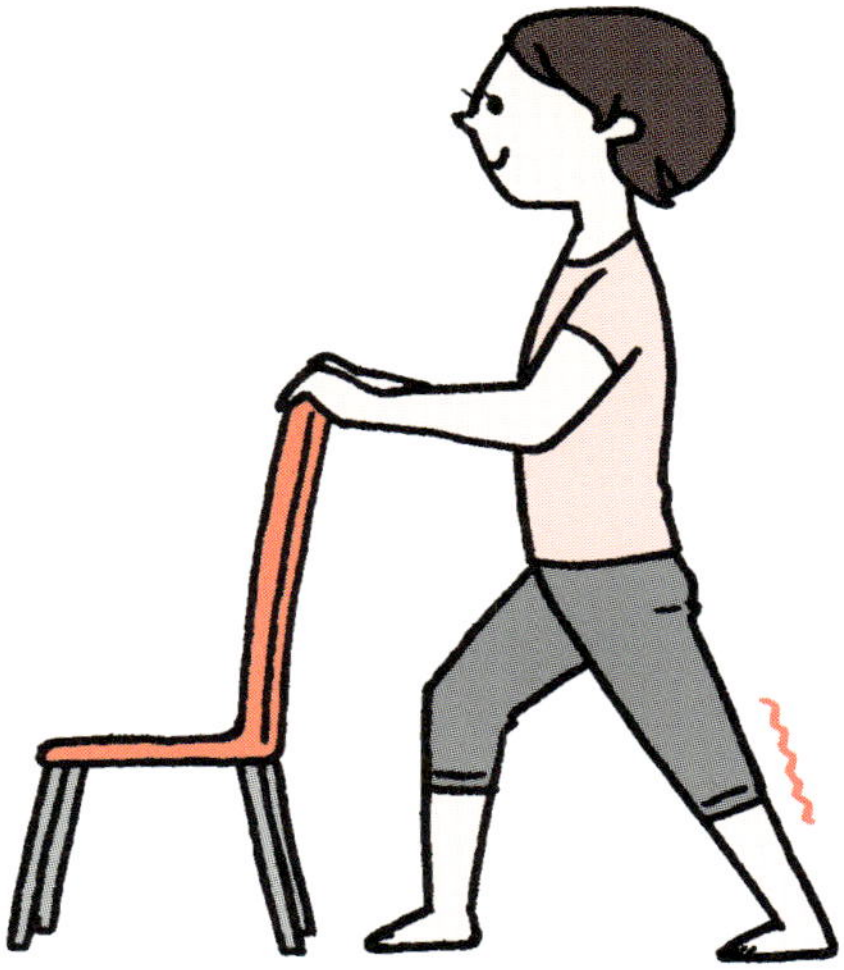

椅子の背もたれを持って立つ。左脚をうしろに引いて、足先を正面に向ける。右ひざを曲げ左のふくらはぎを伸ばす。さらに、上半身を少し起こすようにしてななめ上を見ると左脚の付け根が伸びる。反対の脚でも同様に。

●こんな目的に最適！

足がつりやすい人、腰痛、ひざ痛、足裏の疲れがでやすい人、歩幅が狭い人におすすめです。歩きのフォームを改善したい時にも効果があります。

18 お尻伸ばし 〈20 秒×左右2回ずつ〉 ス

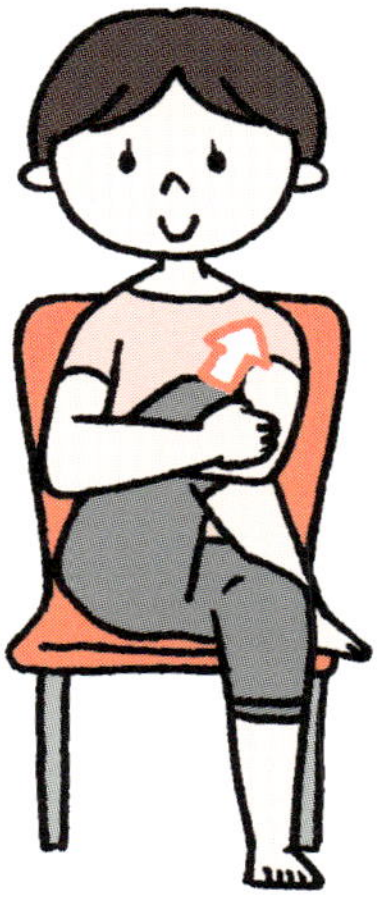

右脚を左側に運ぶように持ち上げて、両手でひざを抱える。左胸に向かって抱え込みながら右のお尻を伸ばす。
体のかたい人はひざ裏を持って、できるところまで引き寄せられれば十分です。左脚も同様に行なう。

●こんな目的に最適！

腰痛や坐《ざ》骨《こつ》神経痛、ひざ痛のある人におすすめです。

19 お尻締め背伸び〈10 ～ 20 回〉 筋

①足先を正面に向け足を閉じて揃える。

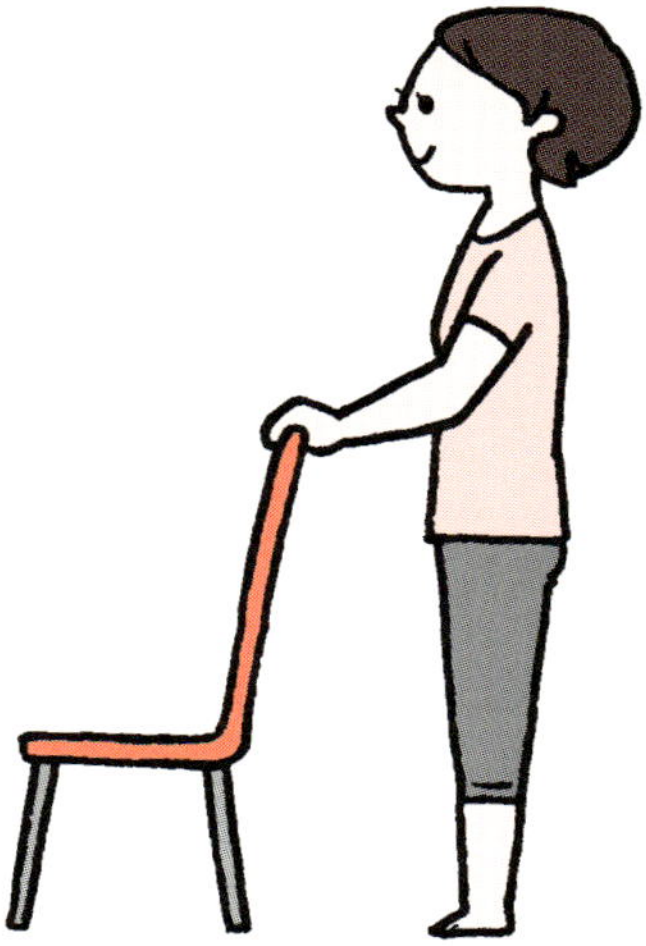

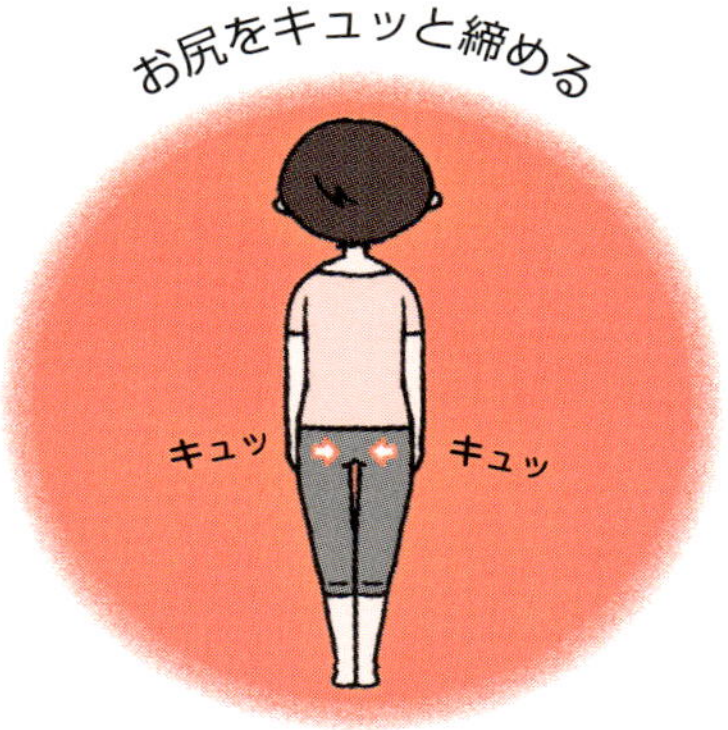

②足指でしっかりと床を押しながらかかとを浮かせ、ゆっくりと下ろす。

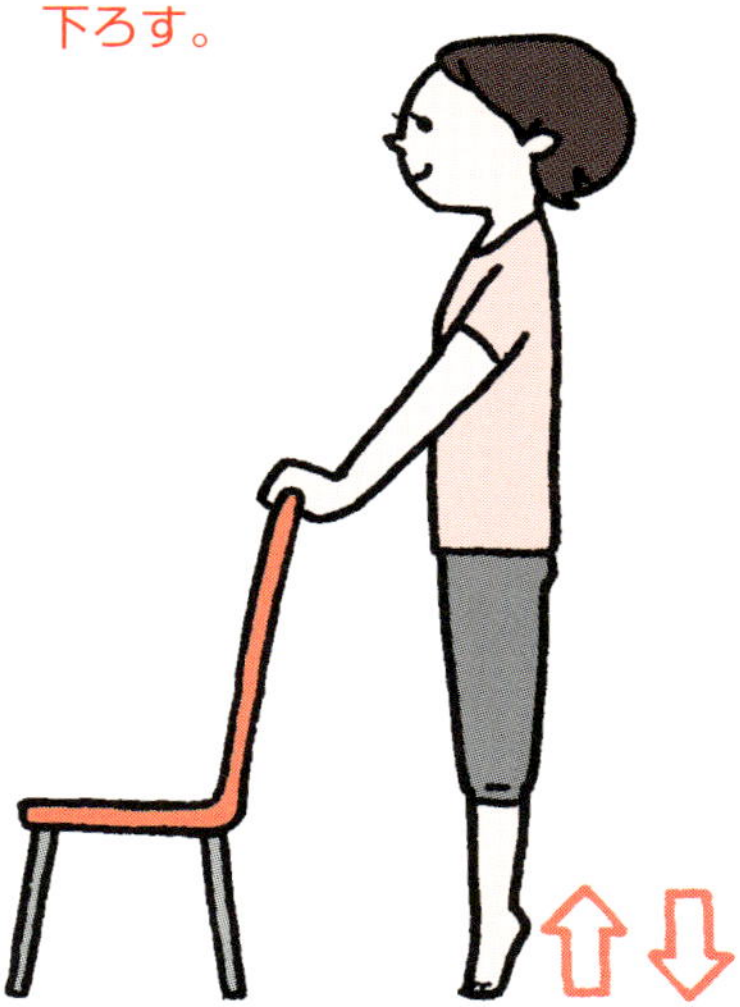

point

ふくらはぎを意識しながら行ないましょう。軽く「トン」と下ろすと骨を強くする効果もあります。

＊不安定で難しい場合は、テーブルや椅子の背もたれにつかまって行ないましょう。

●こんな目的に最適！

ふくらはぎとももの内側の内転筋や、お尻を強め、歩く時のうしろ足の蹴り出しの動作が自然にできるようにします。

O脚の改善や、腰が落ちた姿勢の改善、猫背の改善、尿漏れの予防・改善、足の指の力を取り戻す効果もあります。

20 座ろうかなスクワット〈10回〉 筋

①椅子の前に足を肩幅に開いて立ち、手のひらを上に向けたまま両腕を肩の高さに上げ、顔を前に向けたまま、股関節を曲げてお尻をうしろへ引く。

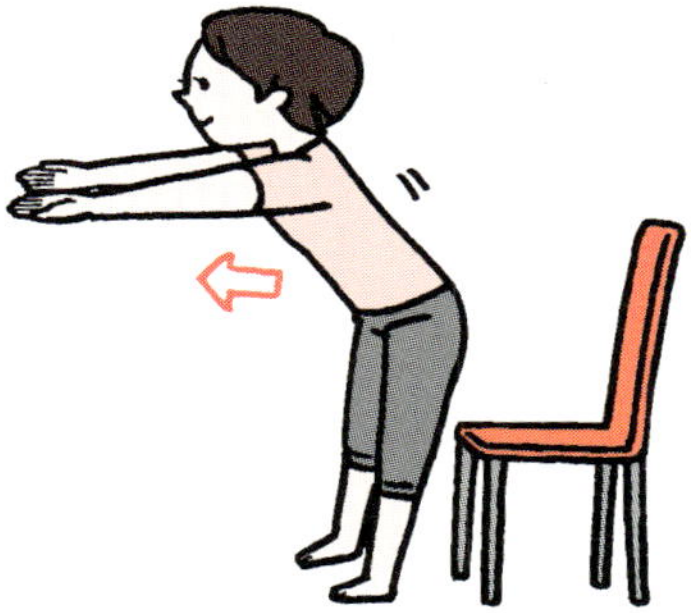

point

お尻をうしろに引くようにして足先よりも前にひざが出ないように！
ひざと足先を同じ方向に曲げましょう。

②ひざを曲げて、椅子にお尻かももが触れるところまでしゃがむ。

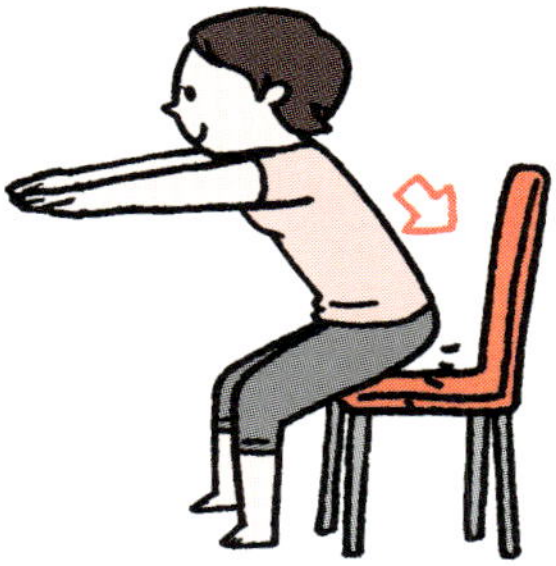

③ひざを伸ばしてゆっくりと立ち上がる。

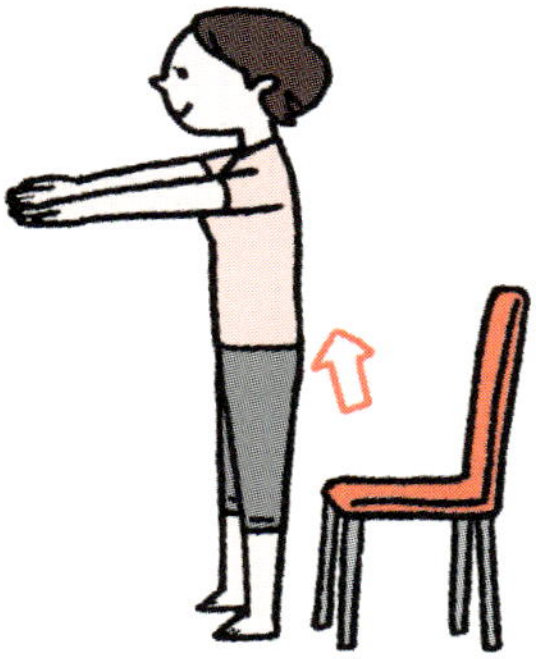

＊筋力が弱い人は、腕を前に上げず、股関節に手を当てて、「股関節、ひざ」の順番で曲げ、姿勢が変わらないようにして曲げられる角度まで曲げ、伸ばします。

●こんな目的に最適！

もも、背中、お尻の筋肉を強める効果があります。腰痛やひざ痛の予防改善、メタボの予防にもなり、椅子の座り立ち、階段の上がり⇔下りをラクにするなどの効果があります。

21 股関節回し〈左右 10 回ずつ〉 筋

まっすぐに立ったら、右足を前から上げ、くるりと横に回して元の位置に戻す。回している間は、ひざは 90 度に曲げて、ひざ下が床に垂直になるようにする。左も同様に行なう。

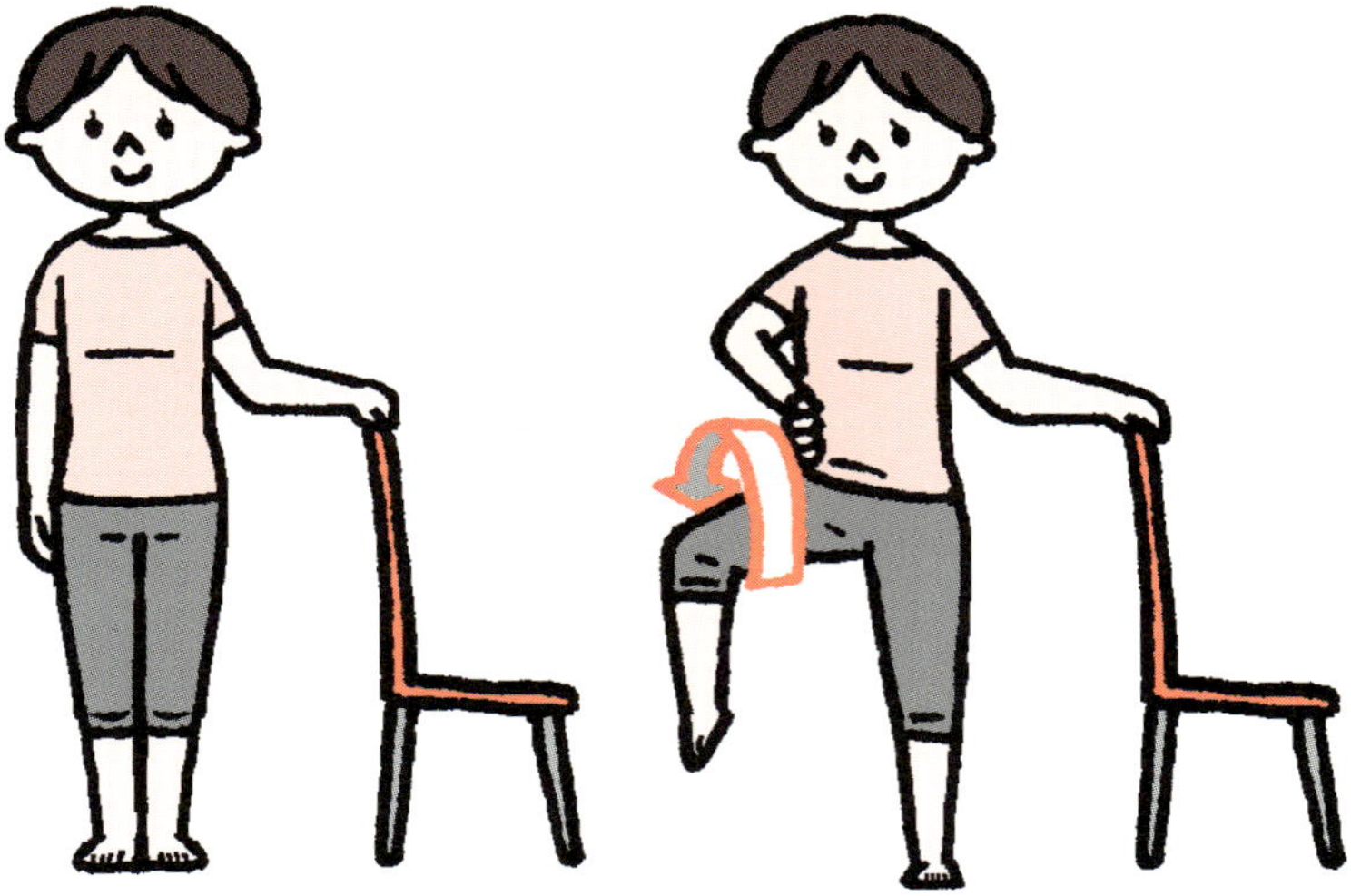

＊不安定な場合は、テーブルや椅子の背もたれにつかまって！　軸足をしっかり保ち、体が傾かないようにすることが大切です。そのうえで上げられる高さ、動かせる範囲で。

●こんな目的に最適！

股関節の可動域を確保し、強く、やわらかくします。片足立ちのバランス感覚の修得に効果的です。階段や坂道の上りがラクになったり、不意に前、横に体が揺れた時にも支えられるようになることが期待できます。

22 前への脚上げ〈左右交互に 10 回ずつ〉 筋

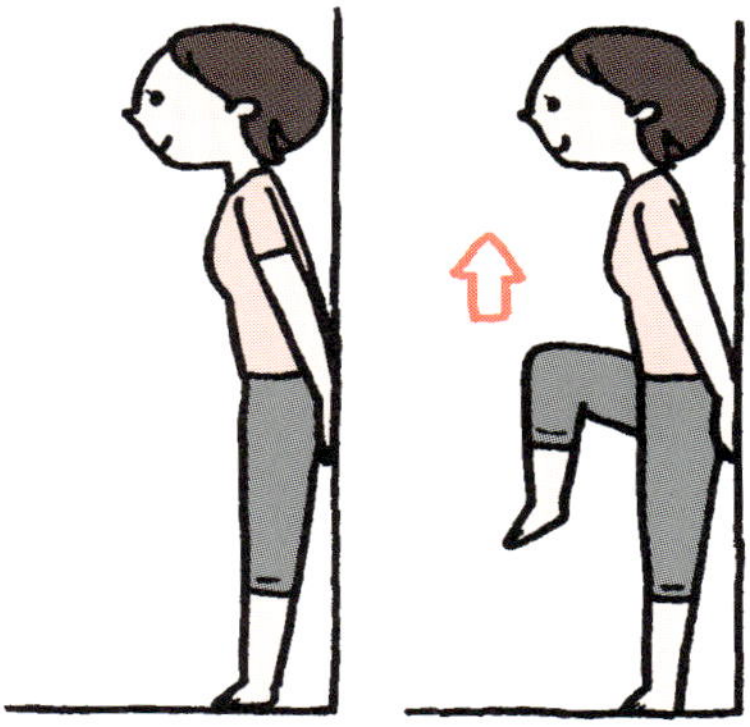

壁から 10 センチくらい離れて、お尻（仙骨）を壁につけて背中と頭は離し、手はななめ下で手のひらを壁につけて立つ。右ひざをゆっくりと上げ、ゆっくりと下ろす。左ひざも同様に行なう。

＊筋力が弱いと上がりにくいが、背中を丸めたり腰を反らせたりして無理やり上げないように。

●こんな目的に最適！

おなかから脚を出す筋肉、バランスを取る筋肉を強めます。歩く時におなかから脚が出せるようになれば、つまずきを防ぎ、歩幅を広げたきれいな歩き方になります。

23 脚振り〈左右 20 回ずつ〉 筋

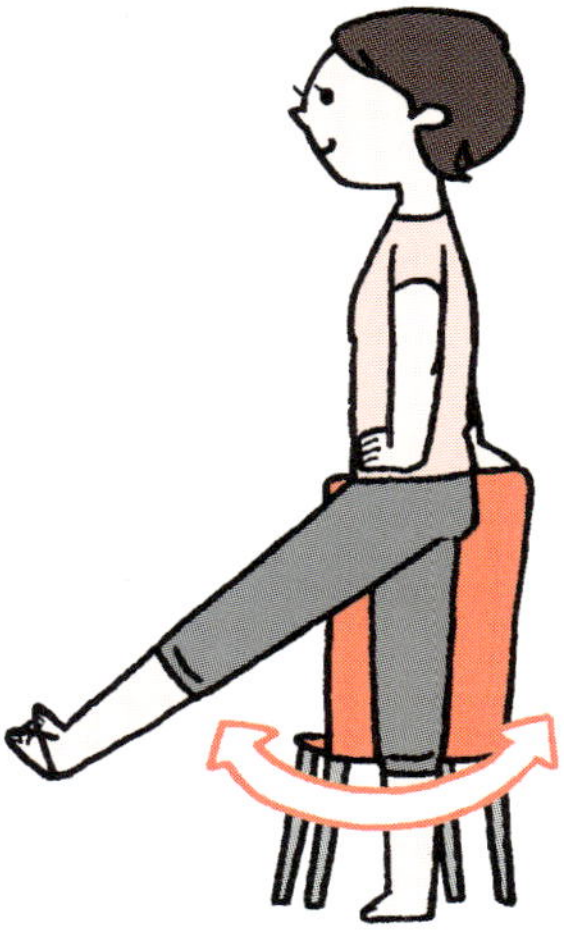

安定したところに右手でつかまり、左脚を伸ばしたまま前後に振る。体が揺れないように軸足をしっかりさせるのがポイント。反対側の脚でも行なう。

●こんな目的に最適！

歩く時に脚が自然と前に出せるようにする体操です。体幹、軸足をしっかりさせたい人におすすめです。

24 うしろ脚上げ〈左右 10 回ずつ〉 筋

①テーブルなど、股関節くらいの高さの安定したところに手を置いて立つ。

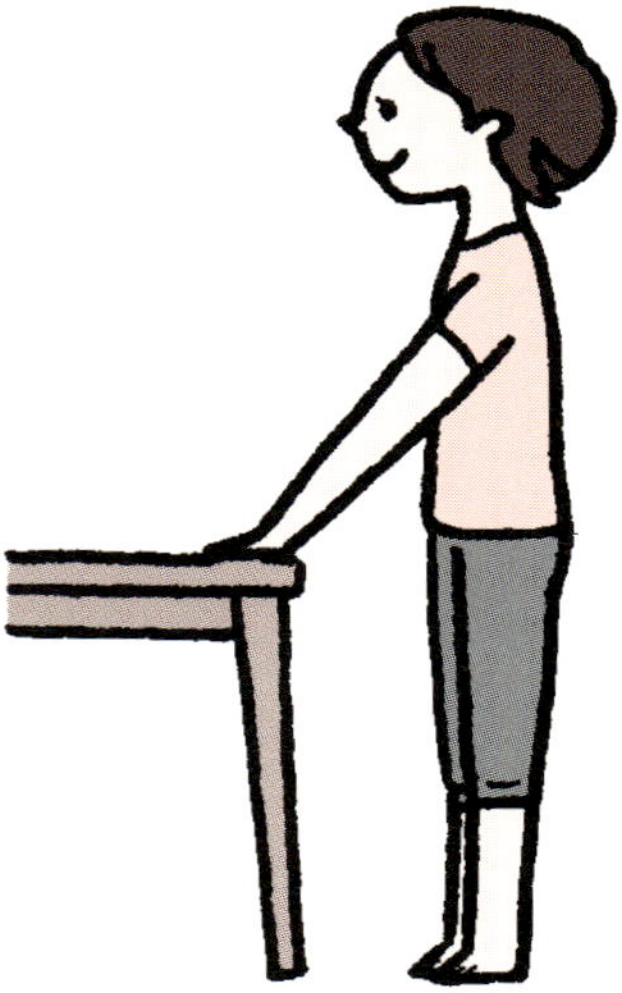

②体を前傾させるのと同時に右脚をうしろに上げる。床と並行になるくらいまで上げることを目標に、無理やり上げることのないように！
左脚も同様に行なう。

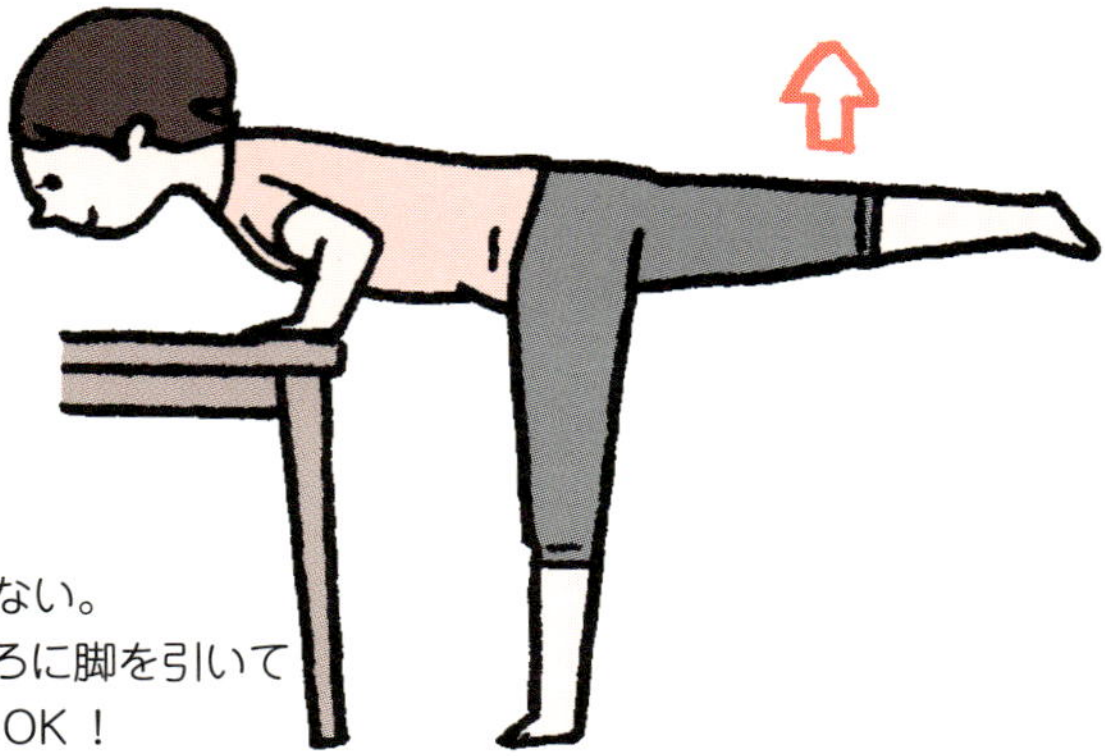

＊腰を反らせて無理やり上げない。
＊体を前傾させないで、うしろに脚を引いて床に足先をつけるだけでも OK！

●こんな目的に最適！

骨盤を安定させるためのお尻の筋肉を強めるエクササイズです。上半身をまっすぐに安定させる体幹を強め、姿勢をしっかり支持できるようになります。

25 ゆるゆる屈伸〈1～2分〉 体

①足を肩幅に開いて立ち、股関節で前傾してから、ひざを曲げる。
②体を起こし、肩の力を抜いて、ひざをゆる～くリズミカルに屈伸させる。
１秒間に２回ずつくらいのペース。

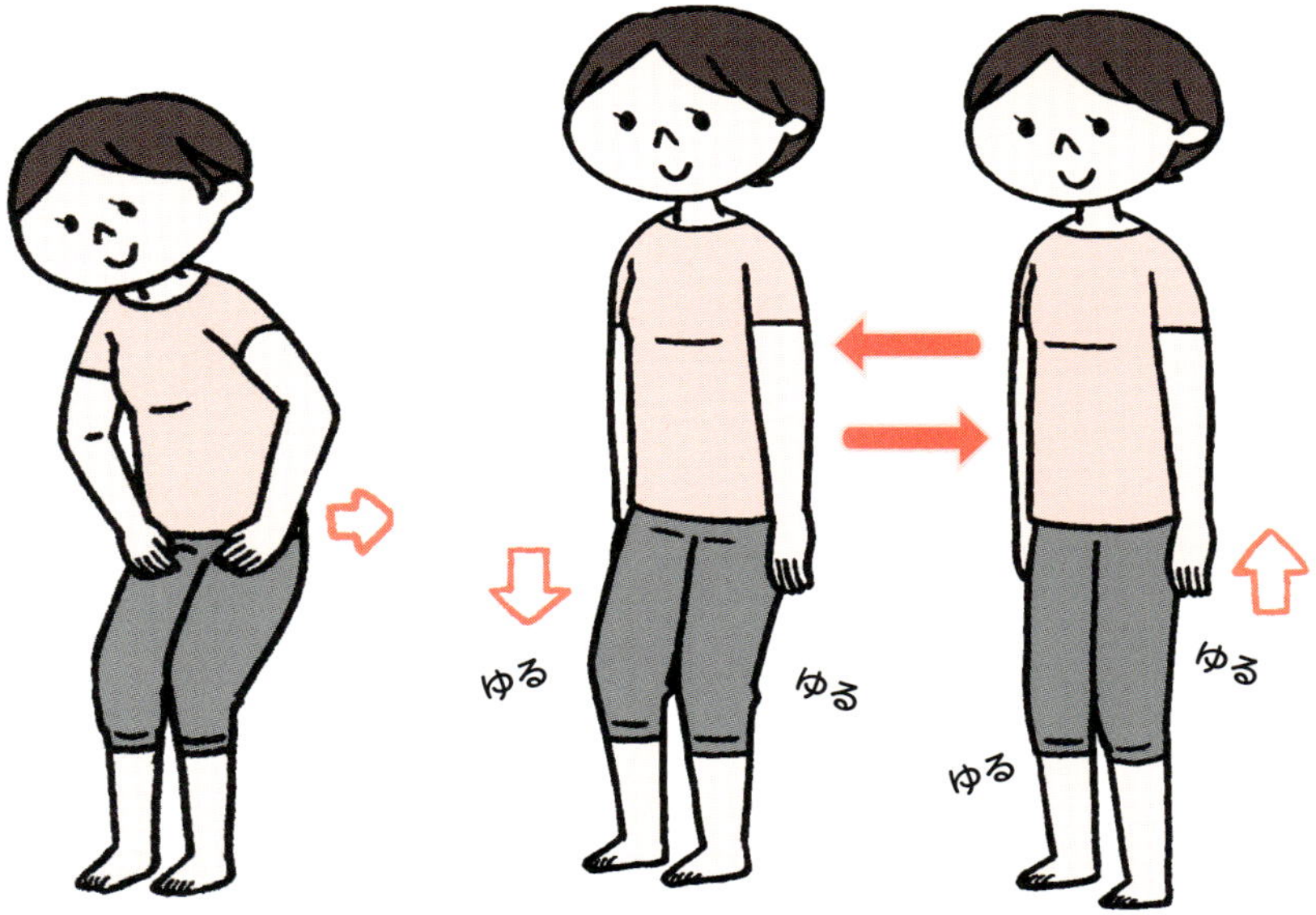

＊まず股関節で、体を少し曲げてからひざの曲げ伸ばしをすると正しくひざを曲げやすい。

＊足先よりもひざが前に出ないくらいで、ひざと足先の向きが同じになるように目で確認して注意する。

●こんな目的に最適！

O脚、ひざ痛、外反母趾など足のトラブルをもっている人、腰痛の人におすすめです。

ひざと足先の向きが自然に同じ方向に曲がるように、ひざを曲げる時には先に股関節を曲げる正しいクセづけをしていきます。ひざ痛、腰痛、肩コリを軽減する効果や、姿勢をよくする効果があります。

歩く前に行なうと、脚がラクに動きます。ひざの曲げ方にクセがある方は、朝、昼、晩と行なうとよいでしょう。また、歩き終わってから行なうと、血液の循環を良くして脚や腰、肩の疲れをとることができます。

26 原始人歩き〈1～2分〉 体

深く前かがみをした猫背の状態で、ひざを軽く曲げ、腕はだらりと下げる。
腕を床と平行になるように前後に振りながら前に歩く。
歩きながら、だんだんと上半身を起こす。

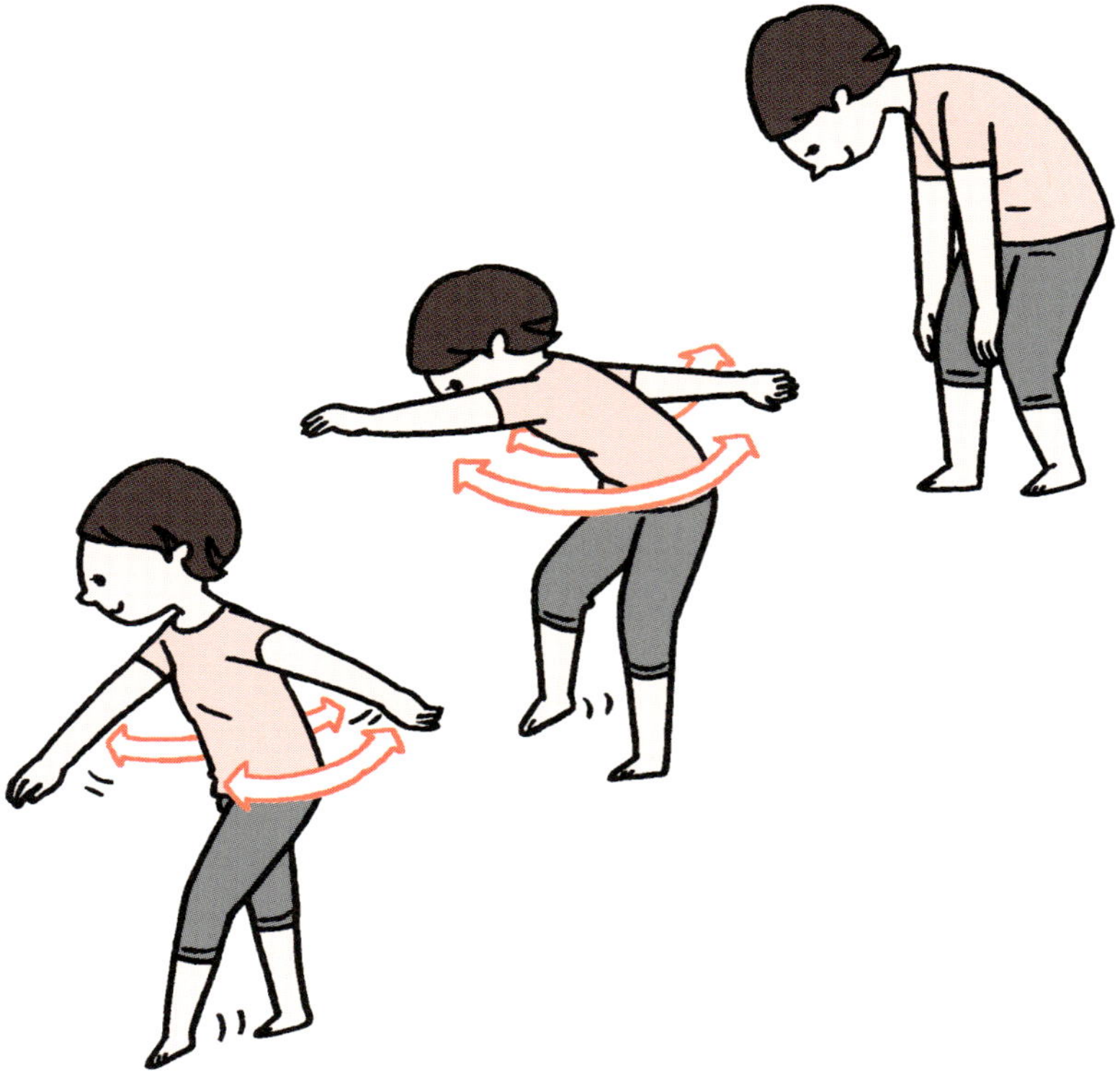

●こんな目的に最適！

反り腰で腹筋が弱いタイプの人にとくにおすすめです。こわばっている背筋をゆるめながら腹筋を使って脚を前に出すことで、反り腰の修正になり、脚を前に出す腹筋を強める効果があります。

肩甲骨のかたさも改善します。前傾すると腰痛が強まる方はやめておきましょう。

2 上半身のエクササイズ

歩くことには一見関係なさそうに思える上半身のエクササイズです。

私は歩き方を改善するのに「腕を平行に、ややうしろに」振って歩く方法をおすすめしています。腕は、体を前に進めたり、左右のバランスをとったりと、大事な役割をしているというのが私の考えです。歩いている時に大きく腕を振ると自然と脚がついてきます。

問題になるのが腕が自由に動くかどうかです。肩甲骨のコリやこわばりがあると、脚の動きが悪くなったり、姿勢が悪くなったり、歩くフォーム全体に影響が及びます。

また、胸の周囲にある筋肉は、呼吸をするための筋肉なので、筋肉がスムーズに動くことで呼吸がしやすくなります。

とくに「ギューッパッ」は、だれにでもおすすめできるエクササイズです。

肩甲骨をほぐし、腕が振りやすくなるため、自然にうしろの脚が伸びて地面を押し切ることができるようになります。玄関で「ギューッパッ」をしてから、家を出発してみてください！

1 ギューッパッ〈5秒キープ→ゆるめて 10 秒×2回〉 ス

①両手を軽く握り、ひじを曲げて肩の高さに上げるように、うしろに引く。
肩甲骨の間を縮め (ギュー)、５つ数える。

②５つ数えたら、はぁっと息を吐いて前にだらんと下ろす（パッ）。
この時に背中を丸めるようにゆるめる。

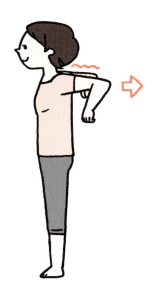

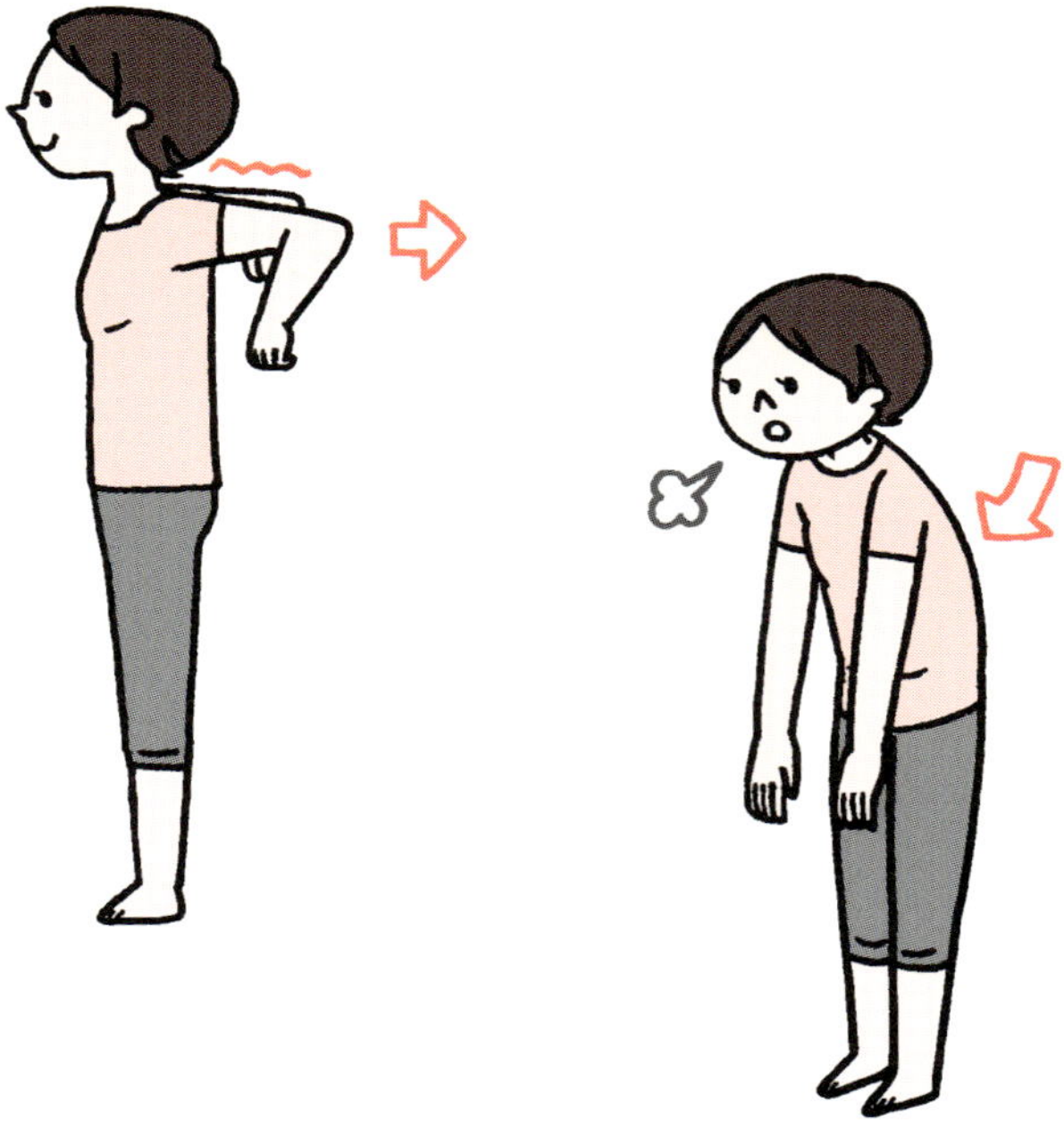

●こんな目的に最適！

ケア・ウォーキングをするすべての人におすすめです。
肩コリにも効くので、コリを感じたらすぐにやると解消します。

2 左右背伸び〈左右 2 回ずつ〉 ス

両足を閉じて立ち、左腕を上に、右腕を下に、上下に引き合うようなイメージで息を吐きながらしっかりと伸ばす。腕を逆にして、同様に行なう。

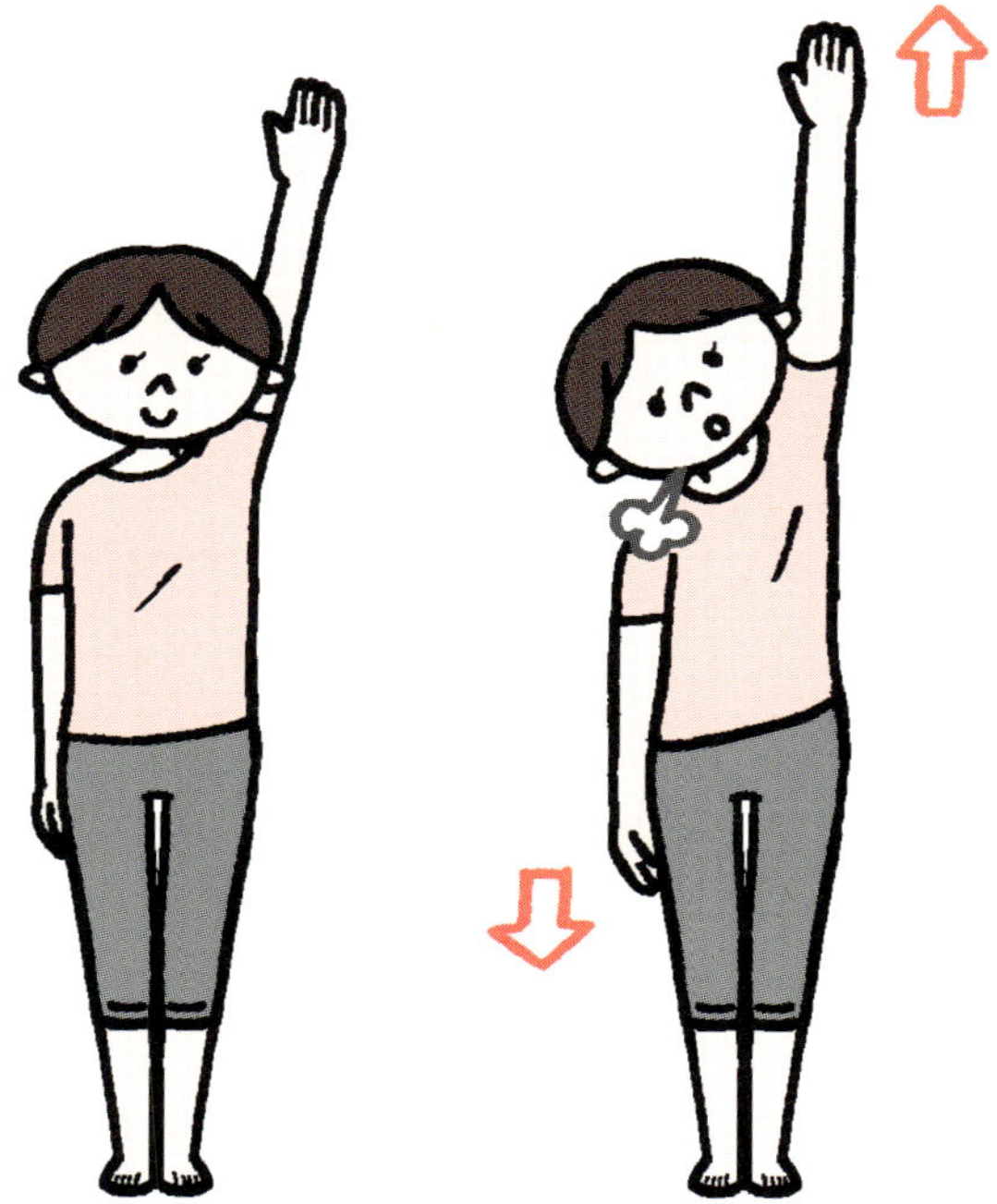

＊顔は手につられて、自然に下に伸ばしたほうに傾く。

●こんな目的に最適！

肋骨周辺の筋肉がほぐれ、呼吸が深くできるようになります。肩から腰の柔軟性の回復、縮まりやすい背中や胴体を伸ばす効果があります。

ストレッチ直後にウエストにくびれができるのが嬉しいエクササイズです。

3 腕ひねり〈左右、内回し外回し各 10 回ずつ〉 ス

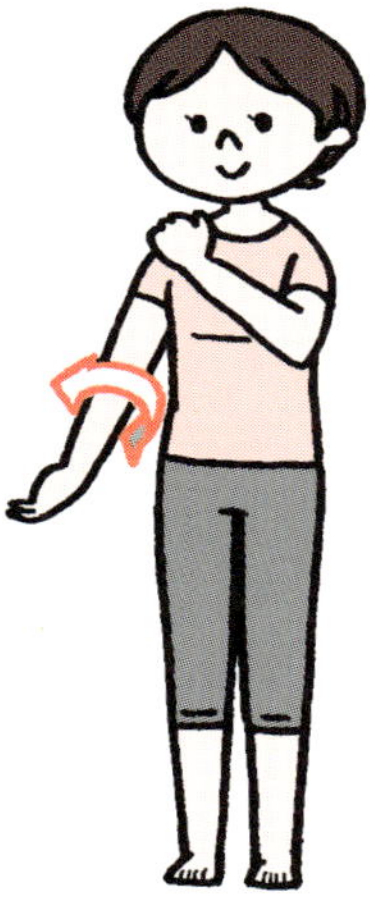

右肩に左手を当てて、右腕を内側、外側にゆっくり交互にひねる。左腕も同じように。

＊ぞうきんをかたく絞るように、最後までぎゅっとしっかりひねるのがコツ。

●こんな目的に最適！

肩甲骨から腕までをほぐし、腕振りをラクにするエクササイズです。歩いた後の腕のだるさを起こしにくくする効果があります。

気になる二の腕の引き締めの効果もあります。

4 猫背で腕振り〈1～2分〉 体

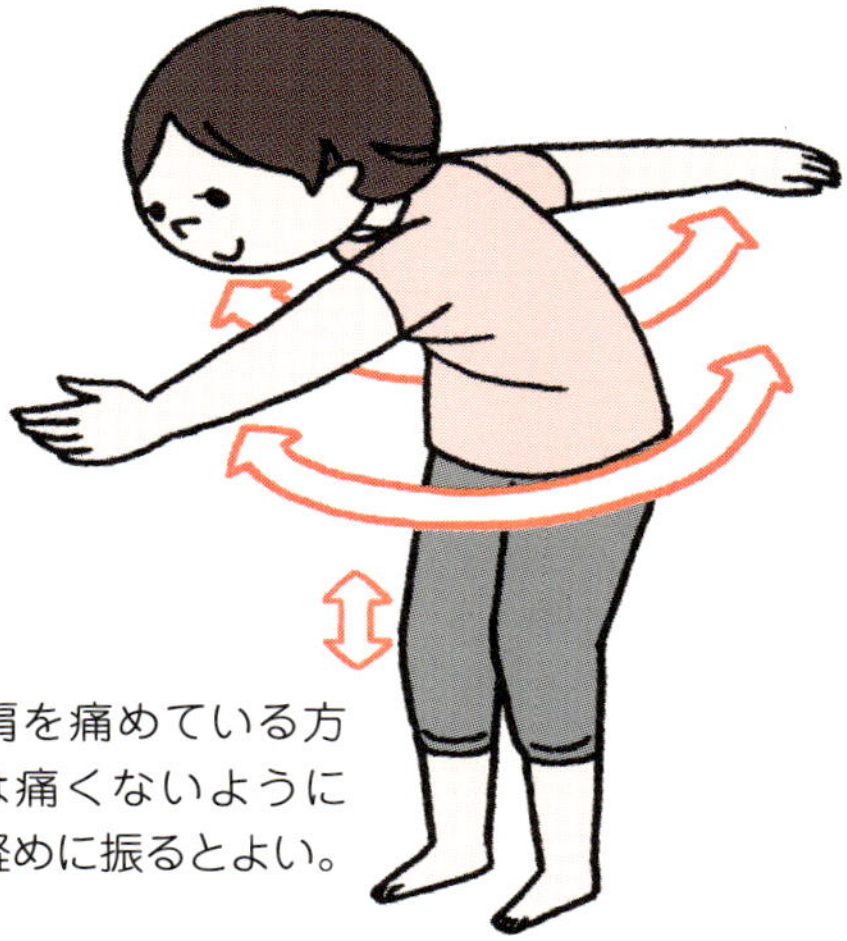

猫背になり、だらんと腕をぶら下げて歩くようにしっかりと前後に振る。腕が床と平行になるのが目標。ひざも一緒に軽く屈伸させる。

＊肩を痛めている方は痛くないように軽めに振るとよい。

●こんな目的に最適！

肩甲骨をやわらかくします。

背中を丸めながら腕を振ることで、腰を伸ばすストレッチにもなります。直立して振るよりも肩の負担が少なく、四十肩などの回復期にもおすすめです。

第5章

ケア・ウォーキングを支える靴とウェア

ケア・ウォーキングのためには、歩き方やエクササイズだけでなく、足全体を健康に保つケア、靴やウェア選びも重要です。

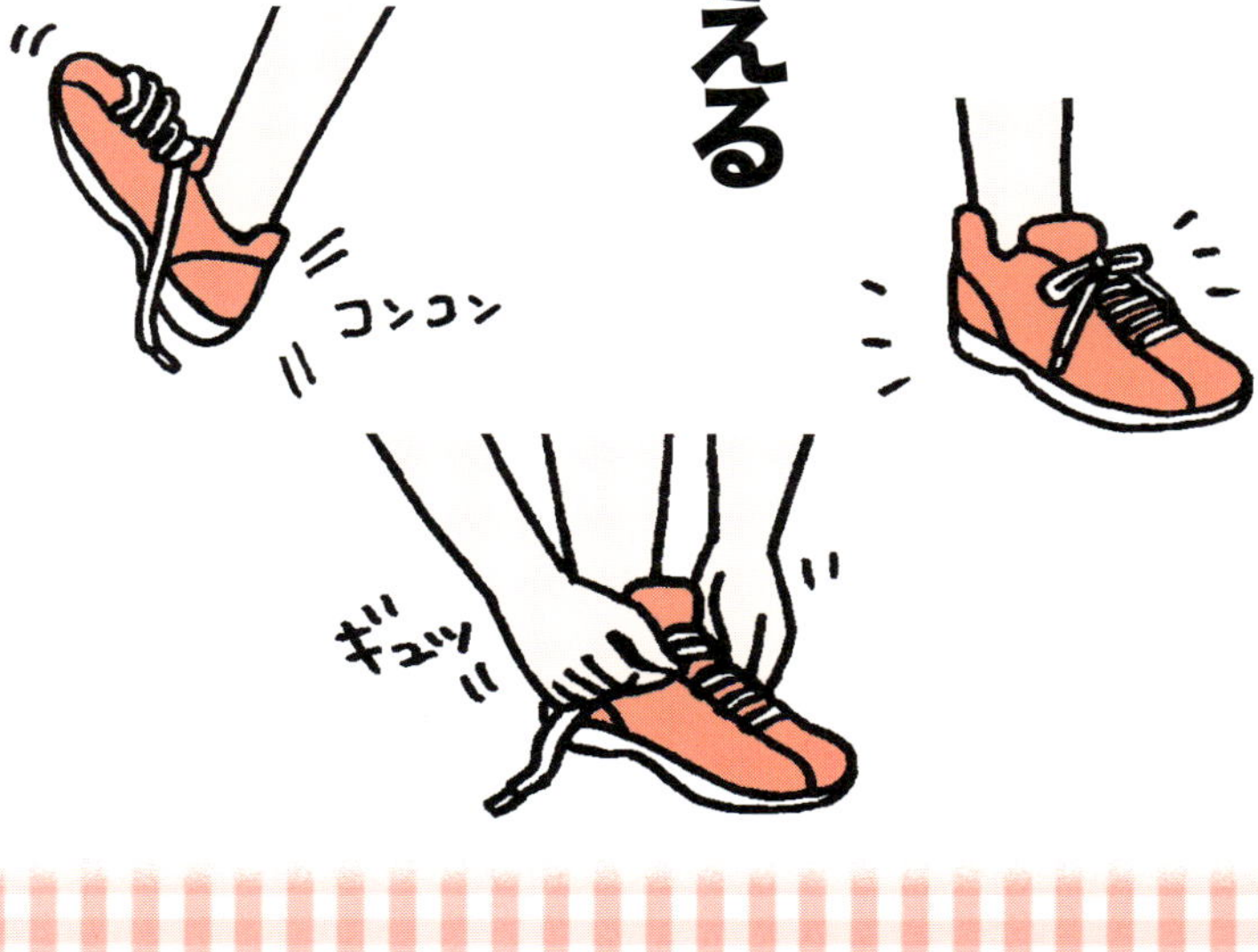

1 ウォーキングシューズの選び方

日本人の多くは自分の足のサイズを知りません。

そういうと不思議な顔をされますが、知っているのは、履いている「靴」のサイズです。足のサイズを実測したことがないままに、履いてみてなんとなくピッタリした靴を選んでいるので、歩いているうちに痛くなったりして、また靴を探すのです。

靴は、足の補助具です。

ウォーキングシューズは、地面からの衝撃を吸収したり、足のアーチが崩れるのをカバーして足のトラブルを防いだり、歩く姿勢を良くしたりと、さまざまな役割があります。

魚の目（鶏眼）やたこ（胼胝）、外反母趾、開張足、扁平足、浮き指、巻き爪などは、良い姿勢で歩き、エクササイズをして、足に合った靴を履けば改善していきます。

靴を買う前に、自分の足のサイズを測ってもらいましょう。足に良い靴を販売しているお店やスポーツシューズショップなどでは、足の計測をしてくれます。

そこで、①足長（サイズ：例えば23・5センチなど）、②足囲（ワイズ：例えば2Eなど。足

◎足のサイズの測り方

◎足長（サイズ）

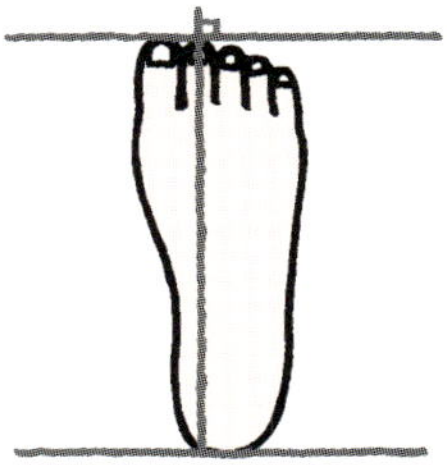

かかとからいちばん長い指先までの長さ

◎足囲（ワイズ）

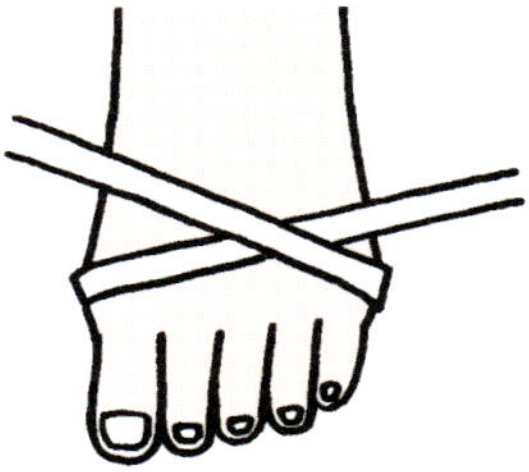

親指と小指の出っ張りの周囲の長さ

長と足囲の長さから10段階に分けられる）を知ることで、より自分の足に合った靴を選ぶことができます。

歩くことを主目的にするなら、ウォーキングシューズやコンフォートシューズなどを選ぶのが良いでしょう。靴選びの専門家（例えば上級シューフィッター＊）に選んでもらうと安心です。

＊シューフィッター： 一般社団法人足と靴と健康協議会の認定する資格で、足に関する基礎知識と、その人にぴったりの靴を合わせる技能を習得し、足の疾病予防の観点から正しく合った靴を販売する専門家です。

全国のシューフィッターを検索できます

◎ 一般社団法人
足と靴と健康協議会

＊シューフィッター検索ページ
（2018年6月1日現在 3740名認定）
http://fha.gr.jp/search

ウォーキングシューズの選び方のポイントは2点です。

①サイズが合っている

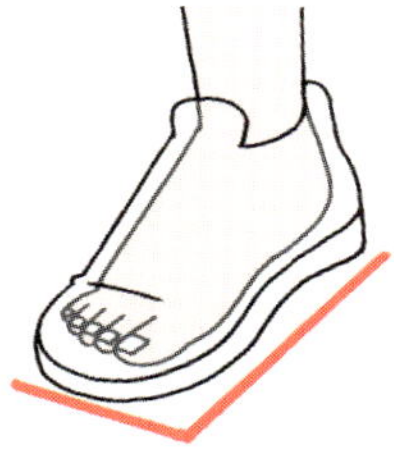

・甲がしっかりと押さえられ、足にフィットする。
・つま先に1センチくらい余裕がある（捨て寸）。
・靴の中で指が広がる。
・靴底は指の付け根で曲がるもの。全体がしなるものはNG。

②歩行をサポートしてくれる

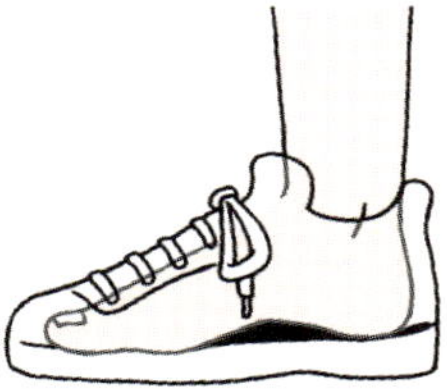

・かかとがしっかりとくるまれて安定する。
・足首が左右にぶれない。
・かかとにクッション性があり、衝撃を吸収する。
・インソール（中敷）が立体で足裏のアーチを支える。
・着地時にかかとから足先までローリングしやすい。
・ひもか面ファスナー（いわゆる、マジックテープやベルクロ）で甲のフィット感を調整できる。

2

ひも靴の履き方

ひも靴は、毎回きちんとひもを締めて正しく履きましょう。

どんなに機能的な靴でも、ひも靴の場合、ひもを締めないと効果は半減してしまいます。足にフィットして歩きやすいひもの締め方を紹介しましょう。

◎正しいひも靴の履き方

1 足を入れて、かかとを2回コンコンして、靴にフィットさせます。

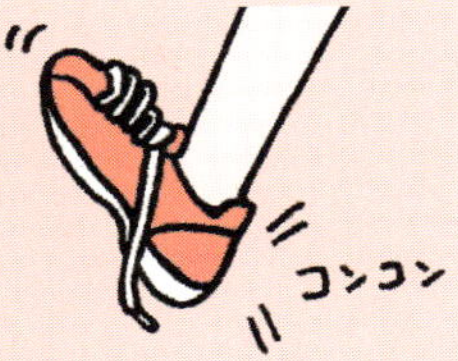

2 指のほう（前のほう）のひもは足指が自由に動く程度に締めます。

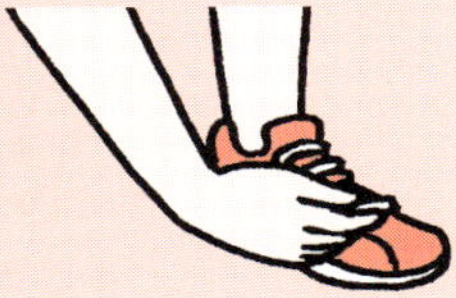

3 まん中くらいのひもは甲がピタッとおさまるようにしっかりと締めます。

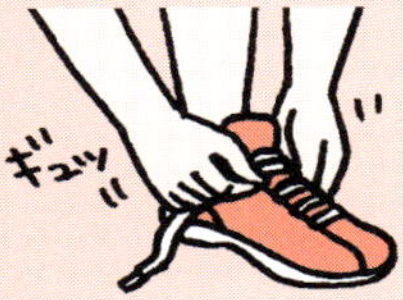

4 足首に近いところは締めすぎないようにします。

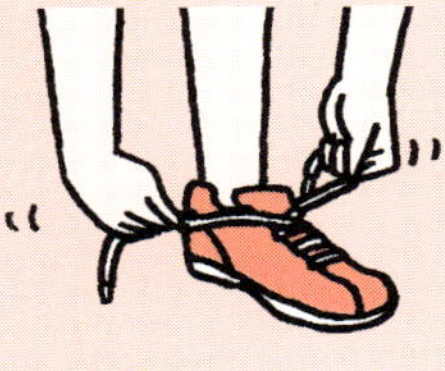

5 最後に蝶結びをしてできあがりです。

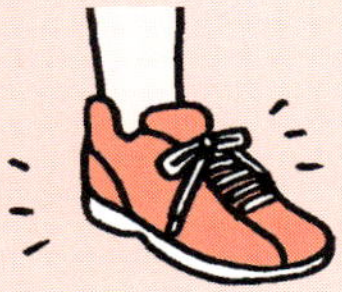

＊出発前に、その場で足踏みをして、きつすぎたら、3に戻って、少しゆるめてひもを結び直しましょう。

3

足を健康に保つケア

「足病」って知っていますか？

足に起こる骨の変形（外反母趾など）、爪のトラブル（巻き爪など）、皮膚のトラブル（魚の目、水虫など）を足病と呼びます。これらは関わりあって起きているので総合的に考える必要があります。最近では、足の疾患を総合的に診てくれる病院もできてきました。

また、一般社団法人足育研究会では、皮膚科医、健康運動指導士、理学療法士、フットケア、靴やインソールのスペシャリストが連携して足の健康を守るための活動をしています。

ホームページで情報が得られ、足のトラブルが起こった時の相談窓口にもなっています。

足のトラブルが起こった時の相談窓口

◎ 一般社団法人足育研究会

〒104-0061

東京都中央区銀座 1-19-9

ギンザヨシダビル 2F

＊ご相談はホームページから！
http://www.sokuiku.jp

4 快適な歩行を支えるウェア

普段着ている下着や服を歩きやすい素材のものに変えてみましょう。

トレーニングウェアでなくても、ウォーキングに適した体にやさしい素材の衣服がたくさん市販されています。歩きやすさを助けてくれるウェアは、日常生活で着ても快適さを実感できるものです。普段着を動きやすく体に良いものにすれば、普段歩きもウォーキングの時間になります。

選び方のポイントを紹介しましょう。

「インナー　肌に直接あたるもの」

◎伸縮性のあるもの

股関節、ひざ、肩まわり、胸まわりが締めつけられていると、気持ち良く体を動かすことができず、クセのある歩き方になってしまう原因にもなります。

関節の動きや血流を悪くしないためにも、動きやすいものを選びましょう。

◎気候に合わせて変える

寒い時季に適した素材……保温性が高いものが良いのですが、歩く時には汗をかいても体が冷えないことが大切です。かいた汗の水分で発熱するような保温性の高い素材の下着を活用しましょう。

暑い時季に適した素材……肌に涼しく感じる涼感素材なども開発されています。さらに、吸湿性、空気は通すが汗がとどまらない通気性や速乾性などの機能性ウェアをじょうずに利用しましょう。

【アウター】

下着と同じような機能があり、さらに紫外線対策のUVカット機能があるとなおよいでしょう。重ね着をしてもきつく感じられない伸縮性のあるものがおすすめです。

冬の寒さ対策には、薄手で軽いウィンドブレーカーやダウンパーカーなどを使い、手袋や耳あて、ネックウォーマーなども使うと良いでしょう。小さくても保温効果が高く、外してポケットにしまえば邪魔になりません。

【紫外線対策】

紫外線は1日15分ほど浴びると、骨粗しょう症予防に役立つビタミンDの生成を促すといった良い面もありますが、皮膚がんや免疫力低下などのリスクもあります。紫外線は日差しの強い夏だけでなく、1年中降り注いでいます。

1年を通して外に長時間いる時は、ＵＶカットの素材の服、帽子を着用し、意外と知られていないのですが、目から入ってくる紫外線の対策用にサングラスを活用しましょう。

サポーター

ひざや腰に痛みがある人はサポーターの助けを借りることも時には必要です。*

サポーターには、関節をしっかり固定するタイプと温めるタイプのものがあります。少し痛むとか冷えを感じるくらいなら温めるものを使い、自分の筋肉をしっかり動かしていきましょう。筋肉が弱って関節が不安定なら、固定する機能を持ったサポーターが必要なこともあります。いずれも、しっかり歩くため、動くために活用しましょう。

*日本整形外科学会変形性膝関節症の治療ガイドラインの中で、変形性ひざ関節症の治療には運動療法、とくに負担をかけない程度の有酸素運動が推奨されています。

CARE WALKING COLUMN

私の愛用品

[シューズ]

LD40 シリーズ（ミズノ）

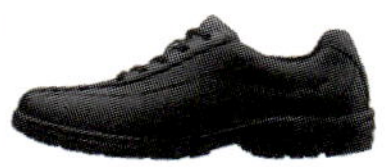

かかと部分にミズノウェーブという特許技術の波板構造が組み込まれています。クッション性と同時に足首の左右へのブレを大幅に軽減する安定性があり、ひざや腰への負担を軽減します。私も日々、履いています。

[株式会社ミズノ商品サイト]

http://www.mizuno.jp/walking/ld40_series

[ストレッチ・エクササイズ用品]

ラヴァボール（J- サーキット株式会社）

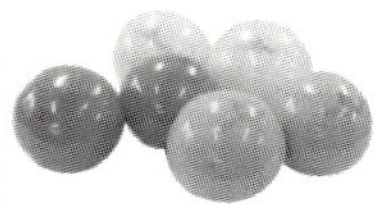

直径 10 センチほどの小さなボールですが、並べた上に寝るだけで頑固なコリほぐし、体のゆがみをとり、柔軟性向上、不調改善など、さまざまな体のお悩み改善に効果を発揮してくれます。筋トレや握力運動にも GOOD。

[J- サーキット株式会社商品サイト]

http://www.kaigoyobo.org/lov_a_ball

［日用品］

中敷き入り室内足袋（有限会社 靴と健康）

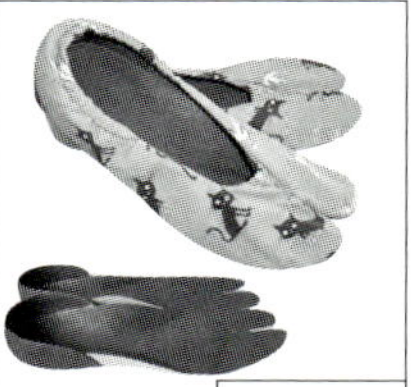

足を包み指先がよく動く足袋の特性を活かしつつ、かかとを保護するカウンター、土踏まずを扁平にしないインソール（写真下）が装備された画期的な室内履きです。足の変形に悩みを抱える人にはとくにおすすめ。

［有限会社 靴と健康 問い合わせ］

℡ 03-3896-3280

kutsu-to-kenko@wit.ocn.ne.jp

〔QR コードはメール作成画面〕

［フィットネスマシーン］

イージ・ウォーク（株式会社テクノ・マイス）

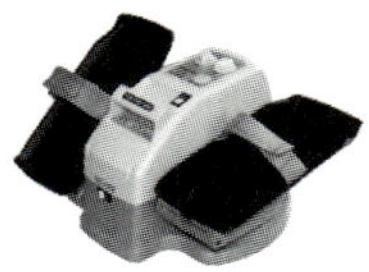

座ったままステップに足を乗せるだけのゆるやかな運動（他動運動）によって、運動不足でこわばった足首・ひざ・股関節をゆるやかにほぐします。ふくらはぎの筋肉が収縮するので、下半身で滞っている血流を効率よくポンプアップし、全身の巡りが良くなって、体の芯からポカポカと温まります。

［株式会社テクノ・マイス商品サイト］

http://www.technomice.co.jp/easywalk

＊ここで紹介した商品・問い合わせ情報は、2018 年6月時点のものです。

あとがきにかえて

学生時代に体操競技の選手だった私にとって運動とは、高く！　強く！　速く！　常に自分が強くなるための手段でした。しかし、それは長く続きませんでした。体や心のバランスを崩してしまい、それまで自分のしていたことが健康につながることではなかったと自覚したからです。

社会的にも運動の捉え方は、「強くなるため」から「健康のため」へ、今や「介護を受けないで一生を終えるための運動へ」と時代とともに変化してきています。ウォーキング（歩くこと）も運動種目の一つとして定着し、ウォーキングの研究は世界中で行なわれ、生活習慣病や認知症、うつなどの予防・改善に有効であるとのエビデンスも出てきています。それによって、ウォーキングも、新たな段階に入っていると感じています。

ただ歩数を増やす時代は終わりました。やみくもに歩けばいいのではない、ということです。

一生懸命歩いていたら関節が痛む、たくさん歩いているのに効果が出ないといった声をたくさん聞いてきました。他方、歩き方や動き方はあまり気にしなくても良いという声もあります。

もちろん、体が痛んだり健康を損なったりしなければ、あえてフォームは気にする必要はありません。とはいえ、健康効果を上げるための適正な歩数や速さ、フォームについての研究は、これからますますなされることでしょう。

私は２００３年に歩き方のクセが体を痛めるということを本にまとめ、『メディカルウォーキング』（健康ジャーナル社）として出版しました。手前みそですが、あれから十数年でやっと時代が追い付いてきたのだと思っています。


そもそも私が「歩き方」の改善を広く普及したいと感じたきっかけは、内科の病院に勤務していた20年前、運動療法に通ってこられた患者さんたちとの出会いにあります。

40代の女性は、腰椎すべり症で坐骨神経痛のために歩けなくなり、相談に来られました。実は、私も同じ反り腰の姿勢でしたので、私が改善したのと同じ方法を試してみました。猫背で腕を振って歩く「原始人歩き」です。すると、数カ月で腰痛がほぼ改善したのです。私自身が、学んできた運動種目とは異なる「自分を直す方法」で改善したはじめての経験でした。

糖尿病の70代の女性は、毎日1万歩歩いている間にひざを壊してしまいました。歩かないと病気の改善にはつながらない、でも痛くて歩けない状態です。この方には、今すぐに少しでもラクになるストレッチと歩き方のクセ直しを指導し、ひざを安定させる簡単な運動をお伝えしてしばらく歩数を減らしましたら、痛みが改善して一定時間歩けるようになりました。

そんなことから、痛みの改善には、治療だけではなく「長年クセになっている動作を変える（動作改善）」と「筋肉や関節をしなやかに強くするエクササイズ」の両立が必要であると確信したのです。その後も歩行指導を続け、さまざまな痛みをもつ人たちのリアルな声やその姿を反映してケア・ウォーキングの考案に至りました。ケア・ウォーキングで大切なことは、自分の体をよく知り、自分に合わせた歩きをつくり出すためのプロセスなのです。

少し前の時代では、筋肉が弱って関節が痛くなるころには、内臓の働きや脳の働きも衰えて病気になり人生の終わりを迎えることが多かったと思います。しかし、ありがたいことに、医学の進歩により、多くの病気は手術や薬を使って治療し、治すこともできるようになりました。

それと同時に、病気は良くなっても、筋力が弱って認知機能が衰えて、バランスの悪いままに生きていかなければならなくもなりました。

そもそも人間は動物、つまり動く物なので、動き続けることでさまざまな機能が働き、生きることができるのだと考えています。

生かされている以上、病気であっても最後まで人生を全うしたいものです。そのためには、自分の体、健康に生きるということを人任せにしないことが大事だと思っています。

「ひざが痛いから、とりあえず病院。湿布をもらったけどラクにならない。マッサージしてもらった時はいいけどすぐに戻っちゃう」という風に自分の体を人に預けてしまわないで、自分主体で、体をセルフケアしていきたいと思うのです。

もちろん、自分ではお手上げだという時には医療や介護、施術などの力も堂々と借りながら、しかし主役は自分自身です。そのことを大切にしていくことが、最後まで、自分で自分を生きることにつながるのではないでしょうか。

私自身、物心つかないころから病気をしたり大小のケガを重ねながら生きてきたので、完璧な体も心も持ち合わせておりません。これからの人生に、自然治癒力では対抗できないような病気にかかることもあるでしょう。それでも、最後の日まで可能な限り、自分のことは自分でやりたいと思っています。

講演会で「棺桶のフチをまたいで入りたいと思っています」なんて冗談をいうと皆さん大笑いされますが、私は半分本気です。そのために歩くことを、運動として、移動の手段として、楽しみを得る方法と捉えて、この体と一生付き合っていこうと思っています。

ケア・ウォーキングに取り組まれたみなさまの人生の一歩一歩が、輝いたものになりますように！

黒田　恵美子

２０１８年６月

年　　月のウォーキング記録

曜日	日	月	火	水	木	金	土
日付							
歩数							
週計	合計			平均			
日付							
歩数							
週計	合計			平均			
日付							
歩数							
週計	合計			平均			
日付							
歩数							
週計	合計			平均			
日付							
歩数							
週計	合計			平均			
曜日別合計と平均							
合計							
平均							
月別	合計			平均			

◆著者紹介

黒田恵美子 一般社団法人 ケア・ウォーキング普及会代表理事、健康運動指導士

1963 年生まれ。東海大学体育学部体育学科卒業。

メタボ予防やひざ痛・腰痛を含めたロコモ予防、高齢者のための介護されない体づくり、脳卒中などの疾患のある方への支援など、健康に人生をおくるための多岐にわたる運動指導を行なう。

骨格をトータルにとらえ、痛みの起こらない体の使い方、体の修正法を考案し、健康で美しく歩くことを目的にした「ケア・ウォーキング®」、「ひざちゃん体操」を提唱。クセによって引き起こされるさまざまな症状を改善する目的で、姿勢動作改善、歩き方指導に力を入れる。

企業や官公庁、大学、病院、保健所、地方自治体、デパートや靴販売店、地域の運動サークルなどから依頼を受け、年間 300 本程度講演やセミナーを行なっている。

◆おもな著書・共著

『完全図解　坐骨神経痛のすべて』主婦の友社、2018 年、田村睦弘［共著］
『ひざの痛みがスッキリ消える』日本文芸社、2017 年、野本聡［共著］
『足腰の痛みバイバイ体操』朝日新聞出版、2016 年、高山かおる［共著］
『100 歳まで歩く技術』二見書房、2015 年

◆役職（2018 年現在）

東海大学医学部客員教授
公益財団法人 健康・体力づくり事業財団 理事
NPO 法人　日本健康運動指導士会 常務理事
一般社団法人 足育研究会 理事
NPO 法人 WISH 理事
ミズノ ウォーキング部門 アドバイザー

◆著者のホームページ（一般社団法人ケア・ウォーキング普及会）

https://www.care-walking.org

◆装丁　岡空俊輔
◆イラスト　こさかいずみ
◆編集協力　塚越小枝子

一生歩ける体になる 黒田式 ケア・ウォーキング
体の痛み・悩みをスッキリ解消　姿勢・動作改善プログラム

2018 年 7 月 25 日　第 1 刷発行

著　者　黒田　恵美子
発行者　上野　良治
発行所　合同出版株式会社
東京都千代田区神田神保町 1-44　郵便番号 101-0051
電話　03（3294）3506
振替　00180-9-65422
ホームページ　http://www.godo-shuppan.co.jp/
印刷・製本　株式会社シナノ

ISBN 978-4-7726-1278-4 ◆ NDC782 ◆ 148 × 210 ◆ ©Kuroda Emiko, 2018